社区认知训练
师资培训指南和工具手册

黄延焱 杨颖华 主编

U0295436

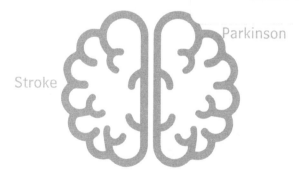

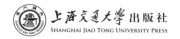
上海交通大学出版社
SHANGHAI JIAO TONG UNIVERSITY PRESS

内容提要

本书按照课程授课顺序编撰，共七节课，包括培训师（教师）应该完成的授课内容，对每个授课环节的时间控制、如何讲解及细节进行剖析，也会指导培训师在授课过程中如何解答学员提出的问题和正确处理可能发生的意外。同时，将在训练课程中使用的图片、词汇、操作工具等按照课程中的先后顺序给予解释并汇总，有助于培训师或者学员掌握。本书可供社区医务人员、社区及街道社工、有意成为项目培训师者，以及康复医院、护理院和养老机构人员和培训机构教师等阅读和参考。

图书在版编目（CIP）数据

社区认知训练师资培训指南和工具手册/黄延焱，
杨颖华主编. —上海：上海交通大学出版社，2021.9
ISBN 978 - 7 - 313 - 25311 - 8

Ⅰ.①社…　Ⅱ.①黄…②杨…　Ⅲ.①社区-康复训
练　Ⅳ.①R49

中国版本图书馆 CIP 数据核字（2021）第 175106 号

社区认知训练师资培训指南和工具手册
SHEQU RENZHI XUNLIAN SHIZI PEIXUN ZHINAN HE GONGJU SHOUCE

主　　编：黄延焱　杨颖华
出版发行：上海交通大学出版社　　　地　　址：上海市番禺路 951 号
邮政编码：200030　　　　　　　　　电　　话：021 - 64071208
印　　制：上海锦佳印刷有限公司　　经　　销：全国新华书店
开　　本：880mm×1230mm　1/32　　印　　张：8.125
字　　数：194 千字
版　　次：2021 年 9 月第 1 版　　　　印　　次：2021 年 9 月第 1 次印刷
书　　号：ISBN 978 - 7 - 313 - 25311 - 8
定　　价：58.00 元

版权所有　侵权必究
告读者：如发现本书有印装质量问题请与印刷厂质量科联系
联系电话：021 - 56401314

编委会名单

主　编

黄延焱　复旦大学附属华山医院，国家老年疾病临床医学研究中心（华山）

杨颖华　上海市临床检验中心

副主编

王　颖　复旦大学公共卫生学院

卢晓喆　复旦大学附属华山医院

程海铭　上海市健康促进中心

编委会成员名单（按姓氏汉语拼音排序）

程海铭　上海市健康促进中心

丁　玎　复旦大学附属华山医院

范梅香　复旦大学附属华山医院

黄延焱　复旦大学附属华山医院，国家老年疾病临床医学研究中心（华山）

蒋怡华　上海市闵行区精神卫生中心

刘晓飞　上海闵行区莘庄社区卫生服务中心

卢晓喆　复旦大学附属华山医院

阮　晔　上海市疾病预防控制中心

孙双圆　上海市疾病预防控制中心

王　丰　上海闵行区莘庄社区卫生服务中心

王　颖　复旦大学公共卫生学院

宣　国　上海市闵行区精神卫生中心

杨婷婷　复旦大学公共卫生学院

杨颖华　上海市临床检验中心

天怀伟　上海闵行区莘庄社区卫生服务中心

张　峥　上海闵行区莘庄镇希言心理健康关爱中心

赵倩华　复旦大学附属华山医院

序　一

据统计,我国目前约有 1 500 万痴呆患者,是全世界痴呆患者人数最多的国家,认知障碍逐渐成为我国公共卫生的重点工作。按照保守估算,2020 年上海患有痴呆的老年人超过 35 万,有轻度认知障碍的老年人超过 90 万,合计超过 125 万,4～5 个老年人中就有 1 人患有不同程度、不同类型的认知障碍,相当于整个杨浦区或者整个普陀区常住人口的数量。在庞大的数字背后是一个个鲜活的生命正在遭受精神折磨,家庭承受着照护和经济的双重压力。增龄是认知障碍的主要危险因素,我国未来面临认知障碍人数逐步增多的重大考验。

目前,痴呆是可治疗但不可治愈的疾病。早期认知障碍,作为从认知正常到痴呆发病的中间状态,是早期诊断和干预阿尔茨海默病等痴呆的黄金窗口期。采取早筛查、早诊断、早干预、早治疗(简称“四早”)等医学手段积极预防对延缓疾病进展具有重要意义,而“四早”的最佳战场在社区。

党的十九届五中全会提出实施积极应对人口老龄化的国家战略,国家已提出认知障碍知晓率和筛查率两个 80% 的工作目标。上海是我国进入老龄化时间最早、程度最深、速度最快的特大型城市,近年来持续探索政策引领破题,如颁布《“健康上海 2030”规划纲要》《关于在养老服务中加强老年认知障碍照护服务工作的通知》等政策;兼顾试点探索和实事项目落地,如 2018 年改建 1 000

张失智老年人床位、推出"上海市认知障碍服务地图",2019 年起上海市 10 个区 28 个街镇试点启动"上海市老年认知障碍友好社区";同时鼓励社会力量积极参与,记忆咖啡馆、认知障碍诊疗照护服务联盟、爱夕医养联盟等蓬勃发展,为认知障碍群体提供切实的帮助,《上海市认知障碍诊疗照护服务体系白皮书》发布为政府积极建言献策。一系列举措为上海市老年认知障碍服务的发展奠定了坚实的基础。在 2021 年上海市政府办公厅印发的《上海市老龄事业发展"十四五"规划》(简称《规划》)明确:重点发展护理型床位和认知障碍照护床位;持续推进老年认知障碍友好社区试点,实现街镇全覆盖;开展认知障碍等老年人常见精神障碍的预防、早期识别与干预。《规划》提出了 24 个规划指标,其中关于认知障碍的指标就有两个,一是认知障碍照护床位 2025 年达到 1.5 万张,二是 65 岁以上轻度认知障碍风险人群服务管理率大于等于 40%。

不积跬步,无以至千里;不积小流,无以成江海。面对严峻挑战,本教材围绕"以人为本、预防为主"的核心思想,在课题研究和探索实践的基础上,及时总结多学科融合、小团队实践,采取主动式干预、个性化追踪、线上线下结合的认知障碍社区干预模式。本书针对老年人的特点,详细介绍了一系列兼顾互动性、实用性、趣味性、科学性的课堂训练、计算机程序训练、课后练习,涵盖贴近生活的记忆策略(如图片法)、注意力训练(如手指操)、增强执行功能与语言表达(如回答问题)、视空间训练(如心理旋转)等维度。通过微信群打卡、分享干预成果等增强老年人参与干预的黏性,促使老年人在潜移默化中勤动脑、多思考,改善认知功能、延缓认知障碍的发生。

本教材的出版、传播以及在更多地区开展实践,将及时、有力、切实地指导社区认知障碍干预的开展,为《规划》的落地起积极的作用,有效提升认知障碍高危人群、患者和家属的健康质量。

上海市卫生健康委员会巡视员

2021 年 6 月

序　二

　　《中国发展报告 2020：中国人口老龄化的发展趋势和政策》显示：2020 年中国 65 岁及以上的老年人约有 1.8 亿，占总人口的13%左右。至 2025 年"十四五"规划收官之年，65 岁及以上的老年人将超过 2.1 亿，占总人口数约 15%，由此中国将由老龄化社会进入老龄社会。到 21 世纪中叶，中国人口老龄化将达到最高峰，65 岁及以上老年人口占比将接近 30%。大规模、快速的人口老龄化，对经济发展和社会治理都将产生挑战，疾病谱也由急性感染性疾病转变为高血压、糖尿病、肿瘤等慢性疾病，这些慢性病如果没有得到良好的控制，则会衍生诸多严重的并发症。与此同时，随着年龄增加，老年人不仅需要面临罹患多种躯体疾病的现状，也将不可避免面对大脑功能下降的现实。老年认知障碍既往多称为老年痴呆、阿尔茨海默病等，是一种以获得性认知功能损害为核心的综合征，是一种随年龄增加发病率增加的神经退行性疾病，不仅给患者带来身心痛苦，更给家庭和社会带来沉重的经济负担。对认知症患者而言，疾病带来了情绪困扰、生活质量下降及生存期缩短，而日常社会功能障碍、住院次数以及被虐待和忽视的风险亦随之增加。对照护者而言，照料时间、心理及社会经济负担均明显增加。纵观全球，2018 年因认知障碍导致的社会经济成本已高达1 万亿美元，而这一数字在未来几年将持续上升，已经成为严重影响全球公共健康和社会可持续发展的重要障碍。

为实现《健康中国行动(2019—2030年)》的目标,2020年《国家卫生健康委办公厅关于探索开展抑郁症、老年痴呆防治特色服务工作的通知》提出预防和减缓老年痴呆的发生、降低家庭与社会负担的方案及措施,提出基层医疗卫生机构在实施国家基本公共卫生服务老年人健康管理服务项目时,结合老年人健康体检等工作,需开展辖区内老年人认知功能评估;精神专科医院或综合医院的精神科、神经科、老年科依托医联体,要求专家服务下沉至基层,为社区(村)可疑痴呆患者提供科学诊断,制订分类管理与治疗方案,并指导基层医疗卫生机构定期随访。基层医疗卫生机构借助医联体等服务模式,开展老年痴呆预防干预服务。对诊断为轻度认知障碍的老人,由社区(村)全科医生组织开展常态化认知训练,预防和减少老年痴呆的发生。对确诊老年痴呆的患者,社区医师对其家属和照料者开展培训,提高干预率,改善患者的生活质量。

然而,当前对因大脑退行性变而导致的认知障碍,还存在着全科医生的识别度低及基层卫生机构就诊率低的短板。研究发现,社区中有97%的轻度认知功能障碍者并未得到及时的关注及诊断,因此本书提出在社区老年人群中应开展认知障碍的筛查,阳性者转诊至综合医院或专科医院明确诊断及提出治疗方案,再返回到社区进行随访及干预,这种上下联动的诊疗模式对认知障碍的诊治和管理极为重要。同时建议全科医生在为居家老年人建立健康档案及开展社区家庭医生式服务时,增加对居民大脑健康的综合管理,开展对认知障碍者的医疗诊治、干预、护理及康复服务指导。

多项荟萃研究证实,若能在认知障碍的临床前期,即在轻度认知障碍期给予早期诊断,并且及早给予药物与非药物的干预治疗,患者的临床症状将可得到改善,从而推迟病程的发生和发展。对于尚无根治方法的认知障碍而言,推迟和延缓其发生和发展在某种程度上也意味着"治愈"。目前在药物治疗尚无突破性进展的情况下,针对认知障碍高危人群开展认知及干预训练已成为认知症障碍者非药物治疗的首选。其目的是为了构建补偿神经回路和恢复失去的大脑功能,改善老年人的认知,改进患者行为及社会相关功能。

　　非药物干预的方法很多,但系统的有临床研究支持,并可在社区操作及实施的干预方案在国内鲜有报道及应用,而全科医生在社区开展认知干预项目时必然会遇到众多难点及困惑。由上海医师协会全科医生分会委员黄延焱医师、杨颖华医师及其团队编撰的《社区认知训练师培训指南和工具手册》既弥补这一领域的空白,又为社区的全科医生提供了规范化的社区认知干预方法及流程,帮助全科医生在社区开展有效的认知干预训练,从而提高社区居民的大脑健康水平。

复旦大学附属中山医院

2021 年 6 月

前　言

　　大脑是人类意识和认知的中枢,大脑健康是人体健康的基础。躯体的老化很容易从皮肤、头发及外形改变得到识别,但大脑的老化却因看不见、摸不着而常常被忽略。由于社会人口老龄化程度加剧,随着年龄的增加老年病的发病率也呈上升趋势,尤其神经退行性疾病——认知障碍的患病人数呈几何倍数增加。认知障碍是指包括痴呆和轻度认知障碍的一组综合征,最常见的是阿尔茨海默病。它是一种以获得性认知功能受损为核心的综合征,对老年人的日常生活能力和生活质量产生了很大的影响,给患者和家属带来巨大的身心痛苦。病程中晚期患者精神行为的改变给家庭和社会照护带来沉重的经济负担及精神压力。对认知障碍的早期诊治、早期干预就显得尤为重要。

　　目前尚无特效疗法可以阻止或者逆转认知障碍的病情进展,但流行病学研究表明,认知障碍是可以预防的。有效控制危险因素、合理利用保护因素可以显著降低阿尔茨海默病的发病率和患病率。当今社会有许多健康指导和健身项目,但绝大多数只是关注身体的强壮和体形的健美,却忽视了通过锻炼大脑和心理建设以保持大脑年轻和心理健康的重要性。拥有一个健康、思维敏锐的大脑才能激励自己正确面对身体的老化,实现最高质量的生活。认知干预训练已逐渐成为发达国家干预和预防老年人认知障碍的手段和策略之一。国内相关领域也意识到认知干预的重要性,但对如何进行认知干预,特别是在社区进行认知干预感到茫然和无从下手,诸多认知干预项目或者指导意见只是停留在概念和框架上,或者是多个行为干预和环境干预的汇总。对认知障碍人群的认知干预训练课程内容来说,其重点应关注记忆力训练、缓解压力、健康饮食和身体锻炼。课程内容设置应该层层推进、深入浅出、理论结合实际。课程内容的循序渐进会给参加课程训练的老年人带来立竿见影的效果和长久的获益。好的认知干预训练课程不仅可以改善学员的身体状况,增加学员的身体活力,降低学员的压力水平,改善学员的健康状况,最重要的是活跃学员的大脑。这是惠及老龄人群数量不断增长的社区认知干预训练项目。本书阐述的社区认知干预训练项目是基于国内外研究进展,总结国内外公认权威的认知干预方法,通过多轮专家咨询与论证,结合团队成员前期在上海多个社区、多家养老机构和老年大学开展的非药物认知干预课程实践研发而成,本项目于 2020 年下半年在闵行区多个社区进行实际操作,反响非常好。

在过去的几年,越来越多的民众已经意识到与年龄相关的记忆力下降的早期检测和预防不应该仅仅是未来的梦想,而是一个可行的目标。2020 年我们在上海做了一次公众对认知障碍认识的调查,结果发现目前公众对认知障碍的了解程度有所提高,在被调查人群中有 96.26% 知道认知障碍的概念,有 78.27% 知道障碍的概念;有 67.06% 被调查者认为智力训练能够避免认知障碍的发生和发展,但仍有 20.56% 的被调查者不清楚智力训练对避免或延缓认知障碍是否有效;认为药物可以治疗认知障碍/痴呆的比例为 15.19%,认为药物不能治愈者达 57.48%;68.22% 的被调查者认为认知障碍可预防,希望能够参加认知干预训练的被调查者比例达 60.28%。2020 年全球首个阿尔茨海默病循证预防国际指南——《阿尔茨海默病循证预防》也证实了以脑力活动、体育锻炼、良好睡眠及健康饮食为主的"脑健康训练"方案在预防、干预和延缓老年认知障碍发生和发展中的作用及成效。为了能让更多的人受益,我们编撰了本教材。本教材分为师资培训内容和工具手册两部分,需要在训练计划中正确使用它们。

英国神经生物学家科期斯塞和米勒认为:"人的大脑受训练越少,衰老就越快。"延缓衰老的办法不是消极地养老,而是在保持体力和脑力活动相结合的基础上,重视运用大脑思维的能力,保持对大脑的训练,使大脑中枢指挥机体各部位的功能保持活力,以达到健康长寿的目的。研究数据表明,大脑受到训练的老人基本都能避免老年痴呆、健忘症、帕金森病。他们不但更长寿,思维也更敏捷,而且机智、幽默。饱食终日、很少用脑的生活方式将会影响人的脏腑经络生理功能。对被诊断为阿尔茨海默病者而言,其认知衰退的领域也不是平行的,某一个认知领域可能衰退明显,但其他领域测试结果仍旧可以很优秀,因此认知障碍者不应自暴自弃。

黄延焱教授

复旦大学附属华山医院全科医学科

PI 国家老年疾病临床医学研究中心(华山)

目　录

绪 论

认知障碍是一种以获得性认知功能损害为核心，导致患者日常生活能力、学习能力、工作能力和社会交往能力明显减退的综合征。目前对这类疾病的定义或者叫法有多个：认知障碍、认知症、痴呆、老年认知障碍、阿尔茨海默病（Alzheimer's disease，AD）等，本书统称为认知障碍。患有此病者的认知功能损害涉及记忆、学习、定向、理解、判断、计算、语言、视空间功能和分析、解决问题等能力，在病程的某一阶段患者常伴有精神、行为和人格异常。

一、认知障碍成为全世界的公共卫生重点

2012年，世界卫生组织（World Health Organization，WHO）通过发表专题报告，提醒各国政府认知障碍已成为全世界的公共卫生重点。2015年，阿尔茨海默病协会数据显示，全球平均每3秒便有1例新发病例。根据《2018年世界阿尔茨海默病报告》，全世界约有5000万认知障碍患者，预计到2050年这一数字将增长到1.52亿。

据统计，2016年在全球范围内，因阿尔茨海默病死亡人数已上升至死因排序的第五位（死亡人数约240万），前四大死因分别是缺血性心脏病、慢性阻塞性肺疾病、颅内出血和缺血性卒中。认知障碍造成2880万个伤残调整寿命年，其排序从1990年的第41位（按疾病伤残调整寿命年由大到小排序）上升至2016年的23位。

认知障碍的特殊性给社会和家庭带来了沉重的经济与精神负担。认知障碍患者病程较长,在疾病早期,因记忆力减退给患者的日常生活带来困惑和烦恼,在疾病中晚期,因患者精神行为异常给照料者带来精神负担;在疾病晚期,因患者失能给照料者和家庭及社会带来经济和精神的双重压力。认知障碍患者在漫长的病程中逐渐丧失劳动能力、日常生活能力和认知行为能力,为避免患者发生各种意外,需要雇用专业照护者或家庭成员全天候照顾。认知障碍也被称为世界上最昂贵的疾病之一。《2016 年国际阿尔茨海默病报告》显示,当前因认知障碍导致的全球支出费用达 8 180 亿美元,到 2018 年将升至 1 万亿美元。曾有研究计算我国 1990、2000、2010 年的认知障碍疾病费用,这 3 年对应每例患者直接医疗费用分别为 37.6、375.0 和 1 152.8 美元;每例患者直接非医疗费用分别为 319.4、1 411.3 和 9 247.3 美元;1990、2000、2010 年我国认知障碍患者全部费用约为 8 亿、52 亿和 383 亿美元。按照 2010 年我国国内生产总值 401 202 亿元(约 6.274 万亿美元)计算,认知障碍患者的直接医疗费用加上直接非医疗费用的总和约占当年国内生产总值的 0.75%。

认知障碍患病人群绝大多数在家居住,由家庭成员或者聘请家政人员照顾其日常生活,仅有约 2%的认知障碍患者是居住在医院或护理院等机构。在家庭照护者中,最主要的成员是其老年配偶。相当一部分认知障碍患者需要经年累月地、全天候不间断地照护,照护者需要面对各种突发事件(暴躁、吵闹、走失等),应对各种并发症(跌倒、外伤、营养不良、窒息等)。照护者既要面对自己在认知障碍者面前变得逐渐陌生的现实,又需要长时间保持精神高度集中,也要时刻面对周围人的不理解和误解,其压力和痛苦往往是巨大的。在关注认知障碍群体的同时,政府和社区、社会机构提供各种帮助措施以减缓照护者的压力和负担也是势在必行。

二、各国的认知障碍应对策略

国际阿尔茨海默病协会 2020 年报告显示，目前全球仅有以发达国家为主的少部分国家或地区（共 31 个国家或地区）有国家级的认知障碍应对计划/策略，同时也有少部分国家则处于计划/策略的制订状态中，绝大部分国家依然处于应对空白状态。中国、德国、瑞典等 28 个国家处于正在规划或者完善国家级认知障碍计划/策略的阶段。

目前，以英国和日本为代表的发达国家已经实施了一系列的认知障碍诊治及应对策略。英国对认知障碍不同利益相关者采用不同的手段和措施，上至宏观的国家战略方针，下至微观的预防照护手册等物料，以构建完善的认知障碍防治体系，内容包括针对供方的早期诊断和早期干预指南、劳动力教育和训练工具包、认知障碍护理模式、针对高危人群和需方的干预工具等。与英国的非正式照护者为核心的认知障碍防治照护体系不同，日本将认知障碍人群的防治措施嵌入已有的长期照护体系中，建立对认知障碍患者友好的环境，减少认知障碍发病风险的措施，加强对认知障碍患者的健康管理与社会关怀、科技研究和创新技术应用。与上述已有认知障碍应对计划和措施的国家相比，我国在认知障碍的防治策略方面还有很长的路要走。

三、中国的认知障碍应对策略

随着我国人均寿命的不断延长，认知障碍已成为威胁老年群体生命健康和生活质量的严峻疾病。中国认知障碍患者人数已居世界第一且增速较快。2015—2018 年，在我国 12 个省和直辖市开展的全国性认知障碍流行病学横断面调查显示，我国 60 岁及以上老年人的认知障碍患病率为 6.0%，即目前我国约 1 507 万老年人患有认知障碍，约 3 877 万（15.5%）老年人处于认知障碍的前期阶段(轻度认知障碍)。中国认知障碍老年人的规模之巨、增长速度之快已成为我国不得不面对的严峻的社会挑战。此外,相比庞大的患病人群,公众对认知障碍的认知程度低、患者就诊率低、缺少创新且有效的根治手段等,是我国认知障碍诊疗过程中的基本现状,也对"十四五"时期老年健康事业发展提出了严峻的挑战和更高的要求。与老年人群认知障碍较高的发病率相对比,我国老年人群因认知障碍而前往医院的就诊率却很低,轻度认知障碍患者的就诊率仅为14%,中度和重度认知障碍患者的就诊率也分别只有25%和34%。2021年4月,《中国阿尔茨海默病患者诊疗现状调研报告》显示,57.26%的认知障碍患者因为出现记忆减退、爱忘事、糊涂、不认识熟悉的人等症状才去就诊,参加体检或筛查并进一步就诊的比例只有10.06%。截至目前,尚无特效药物能够根治认知障碍,因而采取早诊断、早干预、早治疗等医学手段积极预防、延缓疾病进展至关重要。

我国政府已经意识到这些问题,着手建立和加强全国范围内老年期相关疾病及认知障碍等的诊疗与服务体系。《"健康中国2030"规划纲要》中提出要"加强老年认知障碍症等疾病的有效干预"。2016年6月,人力资源社会保障部印发《关于开展长期护理保险制度试点的指导意见》,并选择15个城市统一组织开展试点,探索建立以社会互助共济方式筹集资金,为长期失能、失智人员的基本生活照料和与基本生活密切相关的医疗护理提供资金或服务保障的社会保险制度,目前试点工作总体进展顺利,15个试点城市全部正式出台文件并启动实施。国家卫生健康委员会正在开展《失智老人家庭照护指南》研究工作。2020年9月11日,国家卫生健康委员会发布《探索老年痴呆防治特色服务工作方案》,方案确定了试点地区到2022年的工作目标,即在试点地区初步形成全民关注老年痴呆、支持和参与防治工作的社会氛围,公众对老年痴呆防治知识的知晓率提高到 80%。建立健全老年认知障碍防治服务网络,建立健全患者自我管理、家庭管理、社区管理、医院管理相结合的预防干预模式,社区(村)老年人认知功能筛查率达80%。民政部也采取了一系列措施,包括进一步提高养老服务机构服务失智老年人的能力,鼓励有条件的养老服务机构设立失智老年人照护专区,满足失智老年人个性化的护理需求以及完善现有养老服务相关专业技术人才的培养、评价、选拔、使用政策,加强基层和一线养老服务专业技术人才队伍建设等。

四、上海的认知障碍应对经验

上海作为深度老龄化城市,近几年在认知障碍者预防、诊治及照护方面做了大量探索。一是开展认知障碍筛查诊疗照护服务。自 2017 年以来,"基于家庭和社区的认知障碍疾病智能化综合连续干预试点研究"和"上海市认知障碍诊疗照护服务机构现状调研"等项目的探索,在社区开展认知障碍筛查和干预,推进认知障碍诊疗和服务体系建设。目前,纳入"上海市认知障碍服务地图"的成员单位有 169 家,不仅形成了一、二、三级医院联动,还与养老机构、日间照料中心、长者照护之家、护理院、护理站以及各类社会支持组织形成了合力,防治照护体系日趋完善。二是符合条件的医疗单位成立了阿尔茨海默病诊治中心。多家综合医院及市级、区级精卫中心纷纷开设了记忆门诊及专病门诊,截至 2020 年中期,接诊认知障碍老人 3 万余人次;疾病诊疗和防治实践在学术研究和国际交流中的影响力日益显著。三是建设"认知障碍友好社区"。2019 年,由上海市民政局发布开展老年认知障碍友好社区建设试点工作,首批有 27 个街道、镇被纳入试点,2021 年又纳入50 家,目前共 77 家。相关日间照料中心、长者照护之家等接收认知障碍老年人,养老机构配备认知障碍床位;社区为老服务设施日益完善,并涌现了一批各具特色的社区照护模式。例如,静安爱老健康管理服务中心开展的老年失智社区非药物干预、脑健康自我管理和爱老工作坊;剪爱公益和长寿路街道启动全国第一个认知障碍友好社区服务的"五年计划",仁济塘桥认知症关爱共建联盟和福寿康认知障碍日托等都是其中的优秀案例。四是建设网络平台联动发展,成立上海市脑健康联盟、爱夕医养联盟等组织,打破行业界限,加强跨部门合作,通过线上线下运作共同推动认知障碍服务的全程管理。

2018 年 9 月,由上海市疾病预防控制中心、上海交通大学医学院附属精神卫生中心、上海陈天桥脑健康研究院、万达信息股份有限公司及上海城市地理信息系统发展有限公司合作研发的"基于本市认知障碍疾病诊断、治疗、康复、护理、照料和支持服务现状的应用服务地图软件"(简称:JKRZMAP)(软著登字 4824961号),又称"上海市认知障碍服务地图"上线。认知障碍者或者家属/照料者可以通过网络或者手机 App 找到居家附近的认知障碍诊治机构(医疗机构),确定门诊时间;可以找到居家附近的认知障碍日间照料机构、认知障碍照护区的养老机构或者护理机构,也可以寻找认知障碍照护支持的社会机构。2020 年初的疫情改变了人们的生活,也对已有的认知障碍照护体系提出了新的要求,互联网医院的崛起给诸多居家老年人及在外无法回家探视老人的子女提供了便利。2020 年 9 月,上海同舟共济互联网医院创建了"认知障碍服务平台"模块,"上海市认知障碍服务地图"的嫁接和导入完善了认知障碍的全病程管理模式。

五、认知障碍的药物和非药物干预研究

目前由于尚无特效药物能够根治阿尔茨海默病,因而采取早诊断、早干预、早治疗等医学手段积极预防、延缓疾病进展至关重

要。轻度认知障碍(mild cognitive impairment)干预是认知障碍防治的关键。对一个智力发育正常的成年人来说,如果罹患认知障碍,从认知正常到认知障碍通常经历以下几个状态:认知正常、主观记忆减退、轻度认知障碍、中度认知障碍、中重度认知障碍、重度认知障碍。轻度认知障碍是指记忆力或其他认知功能呈进行性减退,但不影响日常生活能力,且未达到认知障碍的诊断标准。轻度认知障碍是为更有效地预防认知障碍提出的概念。每年轻度认知障碍中有 10%～15%患者会发展为中度以上认知障碍。虽然目前认为认知障碍的病程是单向且不可逆的,但也有很多研究发现:在轻度认知障碍期及早进行主动非药物干预是可以有效预防认知障碍的发生和发展,而在轻度认知障碍状态时采取非药物干预措施与药物治疗结合的方式则可能延缓认知障碍的进程。

与近年来药物研发公司针对某些疾病研发的特效药(原研药)上市不同,虽然当前有诸多的研究聚焦于研发治愈或者延缓认知障碍发生或者进程的药物,或采用临床治疗手段(如经颅电刺激、针灸)以改善认知障碍的症状,但目前尚未出现公认的有效治疗认知障碍的药物或临床措施。国外对修女人群的跟踪随访研究结果的报道,促使各国学者将研究热点集中于认知减退风险因素的控制,聚焦于积极探索生活方式、行为方式干预在认知衰退发生和发展中的作用。美国加州大学洛杉矶分校教授与数据公司合作对已发表的研究和文献的大数据分析显示,增加一种健康的生活习惯和方式,5 年内可以减少 100 万阿尔茨海默病新增病例。《柳叶刀》(The Lancet)杂志认知障碍症专业委员会指出,如能干预 12 种危险因素(在 2017 年建议的 9 种危险因素包括静坐、肥胖、受教育程度低、高血压、听力受损、吸烟、抑郁、糖尿病及社会孤立等基础上增加了 3 种可预防的危险因素,即过量饮酒、创伤性脑损伤和空气污染),可延缓或预防全球大约 40%的认知障碍。认知训练是改善认知功能最常见的非药物干预方式,多从认知功能的记忆、执行、注意、计算、视觉、听觉、语言等多个领域展开研究;身体锻炼/运动是减少不良生活方式(如久坐)的有效干预途径,也是改善认知功能的常见干预策略之一。针对老年人群的身体锻炼/运动干预方式主要有太极、跳舞、力量训练、抗阻训练、耐力训练等。老年人群营养不良的发生率比较高,是导致老年人肌弱症、免疫力下降、骨质疏松等的原因之一,营养干预在预防认知能力下降中的作用及机制探讨也是国内外研究的热点之一。目前,睡眠、压力与认知关系的研究方兴未艾,改善睡眠、减缓压力对提高注意力、专注力、记忆力和振奋情绪都具有帮助作用。

国内外的非药物认知干预研究报道越来越多,有单一维度的认知干预,如音乐干预、园艺干预等;也有 2 个及以上不同维度的认知干预,如联合应用认知、运动、日常生活、营养、社交、心理、健康教育等。其中认知干预联合运动干预则是最常见的多维干预方式。已有研究发现,多维度干预效果较好,如改善整体认知、单一认知、增强脑部血流、脑部结构体积增大或不萎缩等效果均有不同报道。一项在芬兰开展的多中心、随机双盲对照队列研究(FINGER 研究)共纳入 1 260 例存在认知下降和阿尔茨海默病风险的老年人(CAIDE 认知障碍风险评分>6 分,年龄 60~77 岁),分为干预组($n = 631$,干预措施包括饮食、运动、认知训练、血管风险监控)和对照组($n = 629$,给予普通的健康护理)。通过 2 年干预,结果发现干预组的认知评估好于对照组,两组间存在统计学差异($P = 0.03$)。之后这个研究群体的队列研究跟踪资料分析显示,干预组发展为阿尔茨海默病的人数要少于非干预组,生活方式的改变有助干预轻度认知障碍及阿尔茨海默病的进展,同时也会影响被研究者脑脊液 β-淀粉样蛋白(amylaid β-protein, Aβ)水平。FINGER 研究模式随之为美国、欧洲各国、新加坡(SINGER)

和澳大利亚(Maintain Your Brain)所效仿及开展,纳入包括来自各种地理和文化背景的试验参与者。

　　本研究团队通过文献检索,基于国内外研究进展,总结国内外公认权威的认知干预方法;通过公共卫生专家、神经病学专家、精神病学专家、老年病学专家、社区卫生服务工作专家等展开多轮专家咨询与论证,结合团队成员前期在上海多家社区、养老机构及老年大学开展的非药物认知干预课程实践,根据上海不同地区、不同经济收入及不同受教育程度群体的实际情况,研制出目前这个适合国人社区老年人轻度认知障碍的干预方案。整个干预训练项目包含认知训练、运动训练、日常生活方式训练等多个维度,在部分有条件的社区和机构可加入人机训练环节,让科技为老年认知干预赋能。目前的社区认知干预随机对照试验(尚未发表)证明此项干预措施/方法能够改善老年人的记忆功能,提高老年人的注意力和专注力;改善老年人的营养状态,提高老年人的活动及社交能力,增强老年人生活的自信心。

　　本研究团队最终形成的认知干预训练项目内容维度丰富,更贴合中国老年人日常生活的实际,也充分考虑街道社区配套经费、人员和场地的条件,可因地制宜地在街道、社区开展和推广应用。为便于更多的老年人及照护者受益,为让更多的有志于拓展认知障碍照护及干预的机构和人员掌握这套干预体系,我们将课程内容编撰成书,希望能有更多的人认识到认知障碍预防和干预的重要性。对认知障碍高危的老年人群进行早期预防,对认知障碍老年人进行早期干预,可以提高老年人的生活质量和生命质量,减少社会和家庭的负担。

预 备 课 程

一、课程目的

认知也称为认识，是通过心理活动如形成概念、知觉、判断或想象来获取知识、应用知识、对作用于人的感觉器官的外界事物进行信息加工的过程，是人认识外界事物的过程，包括感觉、知觉、记忆、思维、想象和语言等。认知的基础是大脑皮层功能正常，是人类高级神经活动中最为重要的过程，任何引起大脑皮层功能和结构异常的因素均可导致认知障碍，影响信息的摄取、贮存、重整和处理，表现为注意障碍、记忆障碍、推理能力下降、判断力减退及交流障碍等。

认知障碍是一种以获得性认知功能受损为核心的综合征，影响老年人的日常生活能力和生活质量。目前常说的认知障碍是指包括痴呆与轻度认知障碍的一组综合征，最常见的是阿尔茨海默病。患者本人及家属因为疾病所产生的羞耻感和被歧视感是影响或者拖延就诊的主要原因。北京贾建平教授团队 2020 年发表的文章中测算目前中国老年痴呆患者人数超过 1 000 万,轻度认知障碍患者 3 100 万。诸多研究显示,若能在认知障碍临床前期,即轻度认知障碍期给予诊断,并且及早给予药物与非药物的干预治疗,患者的临床症状将可以得到改善,进而延缓病程的发生和发展。对认知障碍而言,延缓该病的发生和发展,在某种程度上也意味着"治愈"。

大量研究显示,正常人从 35 岁起记忆力就有逐步下降的趋势。随着年龄的增长,包括记忆力在内的多个认知域都可能会受到波及,表现为记忆域的单独下降或记忆域伴发其他认知域的衰退。病变进展后,会逐步表现为多种临床症状,对患者的日常生活造成影响,严重者达到认知障碍的临床诊断标准。但是值得注意和关注的是,这种衰退现象在症状的早期是可以通过非药物干预方式达到延缓或部分逆转大脑功能衰退的效果。

我们于 2018 年开始在上海几个社区和街道进行了认知干预训练课程(非药物干预)的试点,之后根据本地各社区人群的受教育程度及参加课程人员的特点不断优化,结合近两年本团队成员与复旦大学计算机学院合作研发的人机交互游戏训练,形成一套具有自己风格的认知干预训练的授课内容和授课体系。2020 年笔者将完善的课程体系应用于闵行区的几个街道和社区,参加课程的老年人认知功能均有一定程度的提高。课程内容的安排和设置也获得老年人的认可,主要表现为参加课程训练的老年人在培训期间逐渐变得活跃和踊跃发言;参加培训的老年人会把掌握的知识带回家,指导家中的老老人和第三代;课程开始和结束后的主观记忆测试及客观记忆测试水平有整体的改善,老人家外出购物、居家生活等方面能力都有提高;老年人对人机交互训练也表现出极大的兴趣,并勇于尝试。虽然在学习机器操作上,老年人比年轻人花费的时间多，但一旦熟练掌握技能后，老年人完成任务的时间及反应速度与中青年人持平；由于每节课的内容难易度适宜，授课形式多样、不拘谨，课堂气氛活跃，老年人参与度高，基本保证出席率，脱课率低。参加课程训练的老年人在课程结束后，通过复查认知量表及脑磁共振成像（magnetic resonace imaging，MRI）检查显示均有明显的改善。

为了保证此认知干预训练课程内容能保持一致地传授给社区居民，课程开始前我们做了相应的准备工作，包括授课教师的资质培训、介绍课程设置、学员管理、教师团队的配备及教师注意事项。

二、授课教师的资质要求

授课教师自身需要了解认知障碍的致病机制及预防，有一定的心理学基础，熟悉老年人的心理；有授课经验，掌握一定的授课技巧，授课时不能照本宣读，要有调动课堂气氛的能力。在选择授课教师时，建议选择有临床经验背景、护理背景、社工背景、教师背景或者有管理经验的人参加授课教师资质的培训。

三、课程设置

（一）课程对象

基于上述课程开设目的和课程设置内容，本课程适合对象为认知正常/轻度认知障碍的中老年人群。为达到良好的授课效果，上课前教师或者助手需要对那些要求或者有意愿参加本项认知训练干预课程的社区居民进行认知障碍自评量表（AD8）和简易智力状态评估量表（mini-Cog）（见附录五量表 1、2）的测试。因为课程是以面授的方式进行，教师及助手需要对学员的身体状况、躯体疾病及生活能力也要有所了解和熟悉。

另外，有中重度认知障碍的患者、有精神行为异常的老年人、有严重躯体疾病、生活只能部分自理或者完全不能自理者不适合参加本课程训练。

对于居住地较远、腿脚不灵活、易跌倒者应婉言谢绝，如仍旧坚持要参加训练者，为保证其安全，可要求有陪护者同行。

（二）授课场地

一间相对安静、宽敞明亮、面积在 40 平方米左右的教室，房间内无台阶，桌椅可活动；还需要投影仪和电脑各一台，一面墙壁安放屏幕或者投影屏幕。

授课教室在建筑中的位置应该是老年人容易走到的，指示方向的标识应清晰，洗手间与教室在同一层，短距离步行可及。授课教室如果在楼上，则教室所在的大楼有电梯设备，有无障碍通道。

（三）班级设置

为保证课堂氛围及学习效果，每班招募 15～20 名学员，最多不超过 25 人。可将 4～5 名学员编为一组，便于小组讨论及完成小组的集体任务。

每个班级建议设置一名班长，协助授课教师团队与学员的沟通，包括课前提醒学员上课时间、课后提醒学员完成家庭作业。

（四）课程周期

每期社区认知干预训练课有 6 节，每周进行 1 次课堂授课，每周的授课日尽可能固定，每次线下授课 2 节，每节课时长 45 分钟，课间休息 10 分钟。整个训练课程时间为 6 周。

每周除了 1 次线下集中上课外，对有条件安装人机交互软件及设备的社区或者机构，每个学员还可以参加线下的人机交互游戏训练。课程项目授课教师团队的助手可以根据每个学员的日常活动时间，安排他们到电脑室进行人机交互游戏训练的时间。人机交互游戏训练完成的标准为学员都能熟练掌握和操作所设置的几款认知训练小游戏。

（五）课前准备

课程正式启动前，建议单独开展一次宣讲会或者课前会，主要内容如下。

1. 授课教师团队与学员互相熟悉

授课团队教师及助手与学员在正式授课前的见面，既有助于学员对授课教师背景和实力的了解，也有助于授课教师及助手对参加课程学员的文化程度、语言交流、基本身体健康状况、社交活跃度有初步的印象，有助于授课教师和助手对正式授课时的课件内容、授课节奏的把控有初步的认识。

相互介绍熟悉环节也有助于授课教师了解参加课程的老年人的躯体功能和精神状态，可以帮助授课教师及助手判断老年人的状态是否影响其上课。

2. 授课团队的教师向学员介绍课程

教师介绍的内容主要包括参加认知训练课程的目的及所要达到的目标、课程的基本内容、授课时间的安排、课堂授课的方式、课堂纪律等。在这个环节中可以让学员推荐班长，建立学习和讨论小组。

3. 课前主观记忆、认知功能、身体功能及情绪状态评估

课前主观记忆、认知功能、身体功能及情绪状态评估是作为学员基本情况记录在学员手册中。在测试和评估时，授课教师和助手应告知学员要认真回答问题，但不宜过度在意或者介意当下测评得出的分数和结果。这些测试和评估的结果只是说明参加课程前的状态，在认真及坚持参加全部课程并认真完成每节课老师布置的家庭作业之后，会复测上述各种评估量表，学员可以自己进行对照，了解和挖掘自身的潜力和能力以提高信心。

本书的干预训练课程只是一个起点，要使认知干预训练达到推迟和延缓大脑功能衰退的目，需要学员在整个课程训练结束后

仍继续不断地练习才能达到。课程只是指导学员如何训练、如何操作、可以采用哪些科学的方法，具体的实施还需要学员课后的反复训练，逐渐把它们作为自己日常生活中的一种习惯和一种生活方式。

评估量表包括主观记忆障碍问卷（SMC‐Q）、蒙特利尔认知功能量表（MOCA‐B）和健康状况调查问卷 SF‐36（见附录五量表 3～5）。

4. 学员注意事项

告知学员注意事项，包括物品准备、请假制度和安全宣教。

（1）告知学员每次上课时所要携带的物品：笔、笔记本、学员手册。有视力、听力障碍的学员应该带好眼镜、助听器。建议学员带好水杯，保证上课时有充足的水分补充。患有慢性疾病（如高血压、糖尿病、慢性阻塞性肺病）的学员应带好日常需要服用的药物，包括应急药物（如保心丸、平喘喷雾剂等）。为防止糖尿病患者发生低血糖，随身携带一些糖块或者巧克力也是必要的。告知学员在授课过程中如有任何不适，请及时与教师或助手沟通，不要怕影响别人，不要独自默默坚持。

（2）告知并鼓励学员完成全部 6 周课程的必要性和重要性。在这期间如因身体状况或其他特殊情况缺席某节课时，在与授课团队沟通后，授课教师可给予单独辅导以帮助其赶上进度。每节课有对前一次课程内容复习的环节。如果学员因故（有可解释、不可抗拒原因，而非临时要外出旅游等非必要借口）缺席 2 次及以上课程，建议其退出此次训练课程。如学员有要求继续参加训练，可参加下一期的课程训练。

（3）每个参加训练/干预的老年人都会获得一本小册子，告知其认知训练/干预课程的时间安排、具体内容、任务及流程，鼓励老年参课者记日记。

　　提醒学员尤其是老年学员在参加培训的路程中注意安全,在课程的一些游戏活动中注意自我防护,应根据各自的身体状况量力而为,避免跌倒、受伤及加重原有的疾病。

(六)课程安排

　　(1)每周一次的线下课程一般为 100 分钟。教师可根据实际情况在课程中间安排 5~10 分钟的休息时间,在课程结束前预留 5~10 分钟进行现场答疑。

　　每节课的主讲教师需要通过评估学员课堂学习的效果来控制上课进程的节奏,避免照课件宣读。要注意学员和教师、学员和学员之间的互动,建议一堂课结束前要求所有或大多在座参加认知训练/干预的老年人都有发言和表达的机会。对表现"退缩"的参课学员,主讲教师应按实际情况临场组织小组活动和练习,以达到让每个学员都参与学习和训练的目的。如果学员对某项特别的任务在小组讨论中比较投入,可考虑适当延长几分钟。但要值得注意的是,如果课堂上有喜欢"滔滔不绝"和"表现"的老年人时,主讲教师应掌控时间和节奏,有意识地指导老年参课者就目标问题进行回答和讨论,礼貌地打断其的"长篇大论";可建立一个双方知晓的手势来杜绝老年人的"天马行空"。

　　(2)每次课程结束前布置课后练习,配有相应的家庭作业记录册,督促学员课后一周内进行家庭训练并记录。每节课开始时都会对前一节课的课程内容及作业进行回顾和复习,点评学员的作业完成情况。

　　(3)每周课程结束后请学员填写课程反馈表,对当期课程的内容、主讲教师的教学表现做出评价,表达对课程训练的体验及感受。

(七)课程内容

　　表 0-1 所示为 6 周课程内容概要。

表 0–1　认知障碍社区干预课程安排表

周	主 要 内 容
第 1 周	1.健脑四大要素概述　2.提高注意力　3.手指操
第 2 周	1.关注—闪存—关联策略　2.日常生活记忆技巧　3.健脑饮食
第 3 周	1.归类法　2.人名记忆　3.压力管理　4.健康睡眠
第 4 周	1.造句法和故事法　2.运动管理　3.阻力带操　4.计算和闪记
第 5 周	1.数字记忆方法　2.定桩记忆法　3.左右脑功能　4.空间记忆
第 6 周	1.记忆技巧回顾　2.记忆竞赛　3.主客观记忆评估

四、学员管理

下面为对学员的管理,供教师参考。

(1)每班学员分组,选举组长和班长,让组长和班长协助教师督促学员完成课堂任务及家庭作业。

(2)全部课程结束后举办结业典礼,评选积极学员,学员分享学习、训练的心得体会,制订长期的家庭训练计划,保持健脑成果。

(3)每名学员有学员手册,内容包括课程前后记忆力、身体健康状况记录和家庭作业记录。

(4)发布课件、教师答疑,鼓励学员展示作业及日常训练,进行健脑相关内容的分享和讨论。学员学习并适度参与电子设备的应用操作,不仅可提高课程完成度,增进课程效果,而且还有助于激活大脑,改善认知功能。

五、授课教师团队设置

(1)每次课程设主讲教师 1 名及助手 1~2 名,主讲教师职责为讲解课程内容;助手负责讲义分发和分组任务的场下巡视辅导、配合主讲教师进行实践活动的演示,并在课程中观察学员的学习效果,及时反馈给主讲教师。

(2)为确保课程的前后连贯性,便于回答学员的疑问及调整授课进度,主讲教师应掌握本课程的全部内容。

（3）教师应及时汇总每周课程中学员的反馈,对学员提出的问题做出解答,不足处在后续课程中加以改进。

六、本教师手册操作注释

（1）每节课的课件第一部分都会提到本节课的关键词/目标。

（2）每节课内容中的图表及答案也可以在"附录:工具手册"中找到,教师可根据学员的具体情况从工具手册中选择合适的习题进行训练,但练习内容不限于工具手册。

七、授课教师注意事项

（1）本课程中课堂及课后练习均没有标准答案,本教材中教师的答案仅作为参考。强调在练习过程中,主讲教师要鼓励学员发散思维,跳出其固化的思维模式,转变思维方式。提倡学员积极思考、主动参与,主讲教师和助手应确保每位学员在每节课堂上都有发言和表达的机会,对学员的参与要多给予鼓励。

（2）本课程注重方法的教授,而非练习题目本身。课程中的练习、游戏要解释其原理和作用,给予学员启发和示范。主讲教师要引导学员在日常生活中练习运用课堂教授的方法和策略,做到举一反三,不断强化,建立大脑反馈机制,将记忆方法由被动使用转化为主动应用和自发应用。

（3）鼓励主讲教师用自己独特的方式脱稿完成本课程,每位教师可根据自己的教学习惯及学员具体情况对本教材内容做适当的调整和更改,以适应不同学员的需求。主讲教师也可根据课程在实践中丰富扩充课件内容。教师的热情以及调动课堂气氛的能力将会影响并激发学员的参与度及积极性,督促学员坚持完成6周的课程。特别要强调的是主讲教师切忌上课时照本宣科,举例说明要贴近学员的日常生活,要有延展性。

（4）参加课程的老年人既有认知正常的老年人，也有处于轻度认知障碍阶段的老年人，多数老年人会存在不同程度的视力下降和听力减退。主讲教师在准备演示文稿（PPT）时建议版书字体大且清晰，不建议用方正舒体、行楷之类的字体；PPT背景不宜太花哨，文字内容不宜过多。主讲教师授课时语速应放慢，吐字应清晰，采用参课老年人听得懂的方言。可以发放授课教材，允许学员进行重点记录、录音。鼓励学员回家复习，助手可以电话/微信方式随访，了解学员家庭作业完成情况。鼓励老年人可将家庭作业记在"即时贴"上，放置在家中显著位置，如冰箱门上。

（5）主讲教师大多年纪较轻，与参加课程训练的老年人之间可能会存在"代沟"。因此，主讲教师在解释、表达及选择课件内容上应对本期参加项目培训的老年人的生活环境、文化背景、工作及经历背景有所了解。在授课过程中持尊重的态度，给予老年人适时的表扬、适当的鼓励和及时的反馈非常重要。此外，在授课时，主讲教师应避免使用儿化语言，避免采用幼儿教育的方式和方法。

问题：为什么要参加认知干预训练项目？

回答：认知障碍是随着年龄增加患病率增加的一种疾病。及早干预、及早预防可以推迟和延缓认知障碍的发生和发展。美国加利福尼亚大学洛杉矶分校和RAN公司对已发表的研究和文献的数据分析显示，增加一种健康的生活习惯和方式（如每2天散步1次或者每周吃鱼2次），5年内可以减少100万阿尔茨海默病新增病例。养成这些良好的生活习惯需要一定的时间，坚持良好的生活习惯可以推迟痴呆症状的出现；每周数次的体育锻炼坚持2年可以使记忆力减退的危险度减少46%。坚持食用抗氧化水果和蔬菜，如蓝莓和西兰花等超过4年则可以降低44%的痴呆发生率。如果人们在中年期就花时间做复杂的认知功能训练，将来发生痴呆的机会可以下降48%。

第一课 探索认知 重塑年轻大脑

◆ **关键词/目标**

◇ 教师自我介绍

◇ 认识认知障碍

◇ 了解记忆

◇ 客观记忆评估

◇ 保持大脑健康的四大要素

◇ 课间休息

◇ 注意力训练

◇ 手指操

◇ 布置家庭作业

一、教师自我介绍

主讲教师在本课程开始时，首先应该向学员作自我介绍。教师介绍自己的名字时可以采用以后课程中会讲到的谐音法或者图片法等，以幽默的形式让学员们能够快速记住自己的名字。举例：如果教师姓名为赵纪青，可以自我介绍说自己是"虽然年纪不小，但仍保持青年状态的人"。除了介绍自己的姓名外，主讲教师可以向在座学员介绍自己的医学背景、社会学工作背景或者过往接受过认知干预师资培训具有非常丰富培训经历的背景，甚至教师在以往认知干预训练中的获益等，这些介绍可以拉近主讲教师与学员们的关系,获得学员们的认可,达到与学员建立良好的信任感的目的。

主讲教师在介绍自己之后,应该告诉学员以后几周社区认知干预课程的计划,强调从第一节课起,每节课的主讲教师都会介绍及提供一些简单易行,在生活中可以随时用到的一些改善记忆功能的措施和方法,帮助有需要的人群保持大脑健康,延缓因年龄增长而出现的大脑功能衰退的现象。此项社区认知功能干预课程内容主要围绕着保持大脑健康、锻炼身体、调节营养、降低压力四大核心知识;在每节课中,主讲教师会带着学员进行相关内容的训练,每节课后会给学员布置家庭作业以巩固学员在课堂上获得的知识。反复的训练有助于学员在大脑内建立新的神经环路,有助于学员认识和体会短期认知干预训练给自己带来的益处和帮助,促进其养成良好的健康习惯并能够保持下去。

主讲教师介绍完自己和整个课程将要教授的内容概况后,在本次课堂内容正式开始之前,可以检查一下参加课程的学员们是否携带眼镜、助听器等。提醒一下参加上课的老年人如果在上课中有听不清的可以举手要求调换座位,如果课中有不舒服时要随时举手告诉主讲教师或者助手。

二、认识认知障碍

在讲解认知障碍这个概念之前,主讲教师可以向学员提问:什么是学员们认为的认知障碍?认知障碍的表现有哪些?讨论环节时间为2分钟左右,然后主讲教师可以邀请1～2位学员进行回答和交流。学员回答后,教师做讲解、补充和总结。

图1-1所示为学员在回答时可能会呈现的答案:记不住、算错账、走错路、回不了家等。作为主讲教师,应该对认知障碍有个明确的阐述。

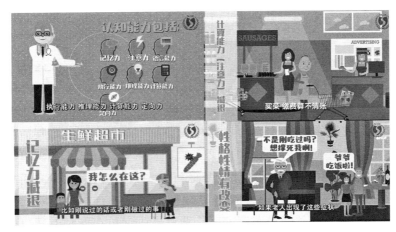

图 1-1　认知障碍的常见表现(引自附录三图 1)

认知障碍,俗称老年痴呆,是神经系统退行性疾病之一,是随年龄增长发病率增加的一种疾病。目前定义的"认知"概念包括记忆、语言、视空间、执行、计算和理解判断多个方面,当认知中的一项或者多项受损时称为认知障碍。记忆障碍包括遗忘、记忆减退、记忆错误和记忆增强等不同的表现。下面就视空间障碍、执行功能障碍、计算能力障碍和逻辑思维障碍分别进行介绍。

1. 视空间障碍

患者由于大脑病变导致其不能精确地、准确地判断自身及周围物体的位置而出现方向识别障碍。在日常生活中,发现老年人在熟悉的路径上发生方向判断错误,找不到回家的路,发生迷路或者走失;也有可能在家找不到厕所或者卧室。有些患者表现为不能准确地临摹一些立体图形、反穿衣服等。

2. 执行功能障碍

患者不能就完成一件事情而制订计划,不能按照要求或者步骤来完成一些事务。例如,饭菜常常烧得半生不熟,盐糖调料添加失衡,菜的味道不合日常口味等。

3. 计算能力障碍

患者表现为计算力下降,不能做简单的加减法。在日常生活中,患者出现多付钱或少付钱的情况,无法完成购物后的付钱任务。

4. 逻辑思维障碍

逻辑思维联想活动量和速度方面发生异常,包括思维的目的性、连贯性及实践性均发生异常,可以是夸夸其谈,不知所云;也可以是言语空洞单调,或者内容散漫,缺乏主题。

在这个环节,主讲教师可以询问在座学员:"生活中是否存在记忆方面的问题?"

学员回答:_____

可能会有学员问道:如何提高记忆力或者改善认知功能?

参考回答:目前研究显示,一些非药物治疗的干预训练对提高记忆力和改善认知功能是有效的,这个课程设置就是致力于帮助大家改善记忆,改善大脑功能,同时改善身体健康,达到健康老龄化的目的,减轻家人的经济及照护负担。

三、了解记忆

在介绍了认知障碍的概念和内容之后,主讲教师进入介绍记忆的环节。首先,主讲教师要了解参加课程的老年学员是否会对衰老后的记忆减退感到不适或者恐惧。

问题1:有没有发现自己的记忆与之前相比发生了变化?

问题2:记忆减退对日常生活有哪些影响?

问题3:自己会对记忆减退感到恐惧吗?

可邀请2~3位学员进行交流、分享并回答以上问题。

在充分了解学员对自身的记忆状况的认知度后,有些学员对自身记忆减退的事实感到担忧,会询问主讲教师他们自己是否患上了相关疾病,主讲教师可以给予简单的回答。

1. 记忆的概念

记忆是人大脑对过去活动、感受、经验的印象累积及过往事物的识记、保持、回忆/再认,它是人类进行思维、想象等活动的基础。

(1)识记是记忆过程的开端,是对事物的识别和记住,并形成一定印象的过程。

(2)保持是对识记内容的一种强化过程,使之能更好地成为经验。

(3)回忆/再认是对过去经验的两种不同形式的再现。

记忆过程(见图1-2)中的这3个环节是相互联系、相互制约的。识记是保持的前提,没有保持也就没有回忆和再认;而回忆和再认又是检验识记和保持效果好坏的指标。

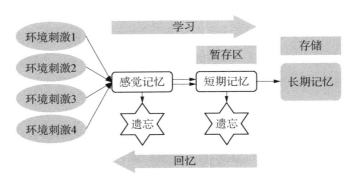

图1-2 记忆的过程(引自附录三图2)

2. 记忆的阶段

记忆可以根据信息编码方式分类,也可以按照记忆保持时间长短分类为短时记忆和长时记忆。记忆的4个阶段分别如下:

(1)感觉记忆:大脑无时无刻不在接受来自外部和内部的大

量信息刺激。人们看到、听到、嗅到、尝到和感知到许多外部环境的刺激，同时也感应许多内在的反应，如各种各样的想法、情绪和感觉。神经系统会为人们体验和经历的信息创建一个简短的记录，这个记录称为感觉记忆。比如看到交通信号灯变成红色，或者闻到香水的淡淡清香。

（2）初期记忆：在感觉记忆（又称瞬时记忆，五官刺激信息在感觉通道内短暂停留，只有注意才能被意识到）的基础上，对外界接收的词语、数字、文字或其他信息做进一步加工并产生结果，短时记忆的持续时间一般在几秒到 1 分钟。有些人认为短时记忆也是工作记忆，是为当前的动作或者任务服务的记忆。

（3）二级记忆：通过反复运用和学习，获取的信息从第一级记忆循环中转入第二级记忆中，这是一个大而持久的储存系统，在回想时搜索该信息所需的时间较长，但这种记忆可持续几分钟甚至几年。

（4）三级记忆：是一种深深印刻在脑海中的记忆，有很强的记忆痕迹，储存的信息可以随时被调用，不会随着年龄的增长及老化而被遗忘。如小时候家附近的场景和自己的名字。

随着年龄的增长，人们最早出现的记忆方面的问题主要有：想不起既往熟悉的人的名字和面孔，想不起之前甚至几分钟前放置东西或者物品的地方，想不起计划要做的事，包括"话到嘴边说不出"（又称"舌尖现象"）。

对于上述这些记忆问题，社区认知干预训练课程均会给予介绍，并教授学员如何运用基本记忆策略（如记忆位置、记忆笔记等）来达到辅助记忆的目的，同时还将介绍针对以上及其他常见记忆问题的锻炼和训练方法，比如"关注—闪存—关联"记忆法、图片记忆法、归类记忆法、身体定位记忆法、罗马房间记忆法等来达到提高学员记忆能力的作用。上述记忆方法及记忆技巧会在本节课及之后的几节课中向学员逐一介绍。

3. 记忆的建立方式

记忆建立方式有主动记忆和被动记忆。

（1）被动记忆。在日常生活中，被动记忆比较多见，读书、看报、看电视、听别人聊天和讲话等，也就是吸收知识的过程，但这些内容最多就是被当作资料或者素材存储在大脑里，大脑不会主动去辨别所看到和所听到内容的细节，如果不经过加工，也可能就淹没在茫茫记忆的储存系统中，直到某个时间被删除而消失。

（2）主动记忆。当我们对获取的知识或者信息进行加工和再处理后，比如对文字的想象，调用之前存储在大脑中的资料，可以让大脑认识或者意识到这些信息的重要性，这就成为主动记忆。主动记忆是人们通过主动学习建立的，多数是需要通过一定的方式或者技巧强行将某些枯燥的被动记忆"资料"加工，使其比较长久地存储在大脑中。当前这个认知干预训练课程就是让学员通过学习掌握记忆的方式和技巧，以增强记忆能力。

当然，在现实生活中，也有一些信息人们并没有去主动识记，但由于信息的反复刺激，大脑会不由自主地记住了。最常见的例子就是广告及流行歌曲。主讲教师可以请学员回忆一下他们印象比较深的广告词或者流行歌曲的歌词。总体来说，无论是主动或者被动记忆，一定强度的刺激和一定频度的强化对于记忆都很重要。

问题 4：现在 60 多岁了，觉得自己的记忆要比 10 多年前差很多，是不是患上了阿尔茨海默病呢？

参考回答：随着年龄的日益增长，身体会慢慢衰老，记忆力也会逐渐减退，这是大脑老化的一种表现。是否患有阿尔茨海默病不能简单地依据记忆减退来做出判断。

居民或者家属可以利用认知障碍自评量表(AD8 量表)对自己或者家人的记忆或者认知状况进行评估。AD8 量表有 8 项内容,每项内容需要判断是否有改变,每一项有改变的记 1 分,没有改变或不知道有无改变记 0 分,如果分数≥2 分,即发现 2 项或以上有改变,建议去专业门诊做详细检查,也可以到社区站点(上海地区)做蒙特利尔认知功能基础量表(MoCA‑B)或者认知状态评价量表(MMSE)评估,到三级医院的记忆门诊或者认知障碍门诊就诊以明确诊断。在诊治过程中需要做血液检查、头颅 MRI 甚至脑正电子发射计算机断层成像(PET/CT)检查,以明确是哪一个类型的认知障碍。

上海的居民也可以通过"上海市认知障碍服务地图"获取居住地附近的认知症诊治机构、认知症者照护机构的信息(二维码、网络地址及使用方法见附录四)。

四、客观记忆评估

为了有助于主讲教师及授课团队的其他教师了解本次参课学员的记忆水平,也为了有助于学员对参课前后自己的记忆水平有个参考和对照,需要在第一节时对所有参课学员做一个客观记忆评估。

目前对记忆的评估有主观记忆评估和客观记忆评估两种方法。主观记忆评估是对自身记忆的自我评价。虽然主观记忆力非常重要,但是其毕竟是主观的,受很多因素的影响。客观记忆评估必不可少。延迟回忆是一个有用的客观记忆测试方法,通过花 1～2 分钟记忆 7～10 个不相关的单词,然后去做其他的事情,30 分钟后再尽己所能地回忆这 7～10 个单词。这种方法在心理学界应用比较广泛,这个测试结果对大脑早期的微小衰老迹象更加敏感。

问题5：在客观记忆评估中，单词的回忆为什么需要等30分钟？

回答：把学员的注意力从单词中转移，确保延迟回忆的准确性。

为了评估参课学员的客观记忆水平，主讲教师展示需要学员记忆的词（引自附录一讲义1）

小丑	蜡笔
天空	救生筏
钢琴	毯子
香蕉	书
艺术家	铅笔

给学员的记忆时间限定为2分钟，设置时间提醒。告诉学员30分钟后会让他们再次回忆刚才看到的那些单词。

【注意事项】在让学员记忆单词前，教师和助手需要提醒学员不要拍照或不要记录在笔记本上。评估只是想了解学员的真实记忆水平，至于能记住多少个单词都没关系。

五、保持大脑健康的四大要素

在客观记忆单词环节后，进入介绍健康大脑的四大要素环节。这个环节一般需要20分钟，之后为10分钟课间休息，再上课时进入客观记忆单词的回忆环节，正好满足30分钟的间隔期。

在讲授健康大脑的四大要素时，主讲教师会向学员介绍一些简单明了和易学的方法，带领并指导学员在日常生活中如何养成良好的生活及行为习惯。这些良好的习惯需要学员课后在家体验和实施，助手会发放每日作业记录册，要求学员回家后认真完成，建议学员在班长或者组长建立的学习微信群里打卡。

来参加课程学习的老年学员肯定希望自己成为健康老年人中

的一员。在本堂课的课件设计中,主讲教师可以在课件中向学员展示一些虽然年老但是身体健康、记忆和工作状态依然很好的老人的照片,目的在于更直观地告诉学员,老年和健忘不是必然相关的,老年与体弱多病也不是必然相关。保持健康的生活习惯和不间断的大脑功能训练可以延缓记忆衰退,保持大脑健康,使大脑依然年轻。案例分享可以让学员在之后的课程学习中更有信心,更积极地参加以后的课程,保证课堂的出勤率。

在讲到大脑健康时,主讲教师可以咨询参课学员,如:日常生活中哪些活动是有利于大脑健康的?哪些生活行为和方式是有利于健康的?健康的大脑与什么因素有关?鼓励小组学员之间的互相讨论和交流,鼓励小组成员代表小组踊跃发言,每个小组派一位学员阐述小组的观点。按照我们既往的授课经验,因为话题内容和自身兴趣及自身健康有关,学员的回答会很开放,也很有可能会延伸出自己的观点、自己或者听来的养生之道(不一定正确,有些甚至是荒谬的),也会提出很多有关健康问题或者自身疾病的问题希望得到解答。主讲教师需要把控好课堂上的节奏。主讲教师可以在几个共性的且自己能够解答的问题中,挑选主要的、与本次课题内容有关联的问题做出解答,其他问题或者主讲教师由于知识水平或者研究领域受限暂时不能解答的问题,可以由助手把大家的问题汇总、收集,课后再在微信群或者个别作出解答。对于专业性问题,可由授课团队中有相关专业背景的教师做出专业解答,给大家解惑。

在补充和总结学员的回答后,主讲教师引出本节课的重点:健康大脑的四大要素:身体锻炼、调节营养、降低压力、记忆训练。

1. 身体锻炼

运动或身体锻炼是不分年龄段的,只不过不同的年龄段或不同的身体状况需要采用不同的锻炼方法。锻炼既有助于身体健康，强壮肌肉和骨骼，减少肌弱症和骨质疏松的发病率，也能增强大脑健康。研究表明，老年人健康的体能可对大脑产生近期和远期的积极影响。正确及适当的运动方式可以增加大脑海马的体积，而大脑海马与记忆关系密切。研究显示，与不运动的老年人相比，坚持常规运动的老年人记忆力更好。中年时期经常锻炼身体的人在老年期罹患认知障碍的风险更低。一项随机对照研究发现，经过 6 个月有氧训练的轻度认知功能障碍患者在认知能力、日常生活能力、精神行为能力均有改善。有氧训练显著增加轻度认知功能障碍者大脑中与记忆功能相关区域的脑血流量，并显著改善执行功能（注意力、规划力和组织能力）。图 1－3 所示为适合老人锻炼的常见运动。

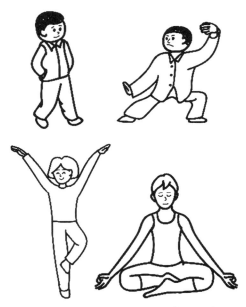

图 1－3　适合老人锻炼的常见运动

在讲到身体锻炼这部分时,主讲教师可以邀请 2 位学员发言,讲述一下他们日常经常做哪些活动及运动,也可以举手的方式了解在座学员的运动方式。

问题 6：平时去超市购物、做家务、遛狗等是否算运动？

回答：去购物可以算是体力和脑力结合的一种锻炼方式。在店铺之间闲逛,可以锻炼双下肢的肌力和耐力。购物时,观察及考虑商品的颜色、款式及价格是锻炼脑力的时机。以购买衣服为例,在选择合适的衣服款式时,会尝试在众多衣架上挑选衣服,到试衣间试穿,对着试衣镜评价,或者翻阅手机比照杂志上模特身上的衣服效果与自身效果的区别等;也可能会查询手机 App 看店铺价格与网店价格的差异,询问售货员是否有折扣及优惠,计算折扣或者优惠后的价格,考量自己是否愿意买或者值得购买等。虽然购物这个过程让你的钱包变瘪,存款数值下降,信用卡内欠款增加,但合理运用它,确实可以锻炼和活跃与记忆、规划、视觉和空间等技能相关的大脑区域,在选择困难和询问折扣时与销售员的交流可以促进和增加社会交流能力。

做家务和遛狗也属于运动。一些家中养狗的老年人,需要每天外出遛狗,既遛了狗又达到了散步的目的。如果在马路上或者花园里与其他遛狗的朋友或者陌生人相遇,相互介绍养狗经验又增加了谈话和交流的机会,即增加了社会交流能力,一举多得。

值得一提的是,虽然购物、做家务、遛狗等算是运动,也有益处,但并不能完全代替真正意义上的运动锻炼。锻炼是刻意安排的,而运动是本能。人身体能完成、做到的都属于运动,而锻炼是有一套科学理论依据的,是为了增强身体体质,是针对自己的不足补短板。所以日常运动并不能替代锻炼,与康复、增强体质、改善机体功能相关的运动才可以称为锻炼。在日常生活,如做家务活、购物时加入康复、训练的元素,就可以达到锻炼的目的。

问题 7：认知干预课程中的锻炼手段有哪些？

回答：手指操、太极拳、阻力带操、伸展运动、瑜伽等。

问题 8：老年人身体锻炼时需要注意什么？

回答：值得强调的是老年人的身体锻炼的手段既要有趣味性也要注意安全，身体锻炼时的安全非常重要。应该针对每个老年人自身的实际情况，选择适合自己的锻炼项目及时间。

如果有可能，中老年人也可以在一天的活动中增加一个额外有助于保持心血管功能的运动项目。比如，回家走楼梯而不是乘电梯；天气好时，可以步行而不是开车到附近居委会或银行办事。

2. 调节营养

合理的营养摄入对老年人的健康十分重要。相关研究显示，食物对维持大脑健康至关重要，每天摄入的食物种类和数量会影响大脑的认知功能。

有助于大脑健康的食物品种有很多，很多水果和蔬菜中抗氧化成分使得其成为保护大脑健康的重要食物；富含 ω－3 脂肪酸的深海鱼对大脑是有益的，同时还可以稳定心情和降低抑郁症。

本节课对营养与大脑健康的关系只是做个简单的介绍，详细的营养与脑健康课程会在第二节课中给予阐述。

问题 9：应该如何吃才健康？什么是健康的食谱？教师有什么推荐吗？

回答：详细的饮食及营养方面的知识会在第二节课中由更专业的授课教师为学员做讲解。目前国际上对预防心脑血管疾病的饮食主要还是推荐地中海饮食和 MIND 饮食。一项基于人群的横断面调查研究，纳入 5 907 位老年患者，平均年龄 67.8 岁，基线地中海饮食评分为 27.6 分，基线 MIND 饮食评分为 7.3 分。对地中海饮食和 MIND 饮食习惯依从性越高（评分越高），认知功能降低的风险就越小。

问题 10：什么是地中海饮食？

回答：地中海区域泛指希腊、西班牙、法国和意大利南部等处于地中海沿岸的南欧各国。这些国家多以蔬菜水果、鱼类、五谷杂粮、豆类和橄榄油为主的饮食结构。研究发现，地中海饮食可以保护大脑的血管免受损伤，降低发生心脏病、卒中和记忆力减退的风险。地中海式饮食代指有利于健康、简单、清淡以及富含营养的饮食。地中海饮食主要解决饮食的结构性问题：①什么东西可以吃；②有些东西要多吃，有些东西要少吃。

本次课程可以把目前比较推崇的纯中式地中海饮食食谱与学员分享。以一位老年人每天需要能量约 1800 kcal 为例，中国式地中海饮食的 2 天食谱如下：

第 1 天

早餐：燕麦酸奶（燕麦 10 g，酸奶 200 g），杂粮面包 2 片。

午餐：杂粮饭（粳米 70 g，藜麦 30 g），清炒西兰花（西兰花 200 g，油 5 g），山药炒肉片（山药、瘦肉各 50 g，油 10 g），紫菜蛋汤（紫菜适量，鸡蛋半个）。

晚餐：杂粮饭（粳米 70 g，黑米 30 g）、鸡胸脯肉沙拉（鸡胸脯肉 50 g，苦菊 100 g，生菜 100 g，圣女果 100 g，橄榄油 10 g）；点心为 1 个水果。

第 2 天

早餐：葡萄干燕麦粥（葡萄干 10 g，燕麦 20 g，粥 1 小碗），菜肉包 1 个。

午餐：粳米饭 90 g，蒸玉米 1 段，清炒时蔬（时蔬 200 g，油 10 g），清蒸基围虾（虾 100 g，橄榄油 5 g）；点心为 1 杯牛奶。

晚餐：番茄生菜鸡蛋面（番茄、鸡蛋各 1 个，生菜、面各 100 g，油 10 g）；点心为 1 个水果。

学员可以根据自己个体的需要和喜好调整分量和食物种类。

（食谱来源于上海市交通大学医学院附属新华医院牛杨营养师的《中国式地中海饮食的应用》，引自附录一讲义 2）。

结合本次课堂所讲的营养内容，主讲教师可以请 2 位学员回忆一下他/她昨天晚饭吃了什么，再邀请其他小组的学员对 2 位学员昨晚的饮食做点评，看哪些食物是可以归类到本节课所说的对大脑健康有利的食物，哪些是可以归结到不健康的饮食。

3. 降低压力

生活中的压力随处可见。短暂的情绪压力有助于个体适应环境，维护机体功能的完整性，但机体长期承受压力，则对身体健康是非常有害的，会导致睡眠障碍、记忆力下降。压力可以加速年龄相关的记忆丢失，增加疾病和过早老化的风险。主讲教师可以邀请 2 位学员谈谈对压力的看法和理解，分享一下自己生活中遇到的压力，阐述压力对身体健康、情绪、睡眠等的影响，并询问学员压力是否对他们的记忆造成了损害？当出现压力或者面对压力时，学员是通过什么途径去缓解和解决压力的？

问题 11：减轻压力的方法有哪些？

回答：减轻压力的方法有很多，本课程主要通过教授微笑练习，放松-冥想、呼吸减压训练来达到减轻压力的目的。学员也可以通过外出旅游、跑步、散步、参加社交、聊天、购物等方式达到减轻压力的目的。

主讲教师告诉学员在这个项目训练的每一节课中，授课教师都会向学员讲解和传授不同的减压方法，让学员能够了解和体验如何降低压力、控制情绪。主讲教师及助手会带领学员在课堂上一起训练。

这节课的减压训练是"微笑练习"（引自附录一讲义 3）。微笑练习的目的是让学员学会乐观面对生活，接受当下自身躯体的实际情况。微笑能够激活大脑中与幸福相关的区域，可以使人保持健康。

"微笑练习"的操作如下：

（1）放松你的脸、头颈、肩膀的肌肉，提起嘴角微笑，保持微笑做 3 个深呼吸。

（2）微笑时嘴唇轻轻地上扬，脸上表情放松。尝试着练习一个面部放松的表情。

（3）记住：你的身体会影响你的精神状态。

"微笑练习"可以在日常生活中随时应用。可以在清晨第一次睁开眼睛时利用起床的时间练习，也可以在入睡前进行。主讲教师也可以根据学员的实际需求向学员推荐一款适宜的小程序或 App。学员也可以在网上寻找包含微笑练习、深呼吸训练、减压训练的 App，方便在家中练习。

4.　记忆训练

针对认知功能领域方面的训练都可以被认为是认知功能训练，记忆是人认知功能中不可或缺的部分。研究显示，坚持记忆训练及大脑功能训练者患阿尔茨海默病或者认知障碍的风险比较低，原因在于大脑功能训练有助于大脑保持健康和活跃状态，而且在一定程度上也可以弥补受教育水平低的不足。

记忆训练主要着重于增强记忆的技巧和方法。从第二节课起，授课教师将给学员逐一介绍"关注—闪存—关联"记忆法、句子/故事记忆法、分类记忆法、定桩记忆法、罗马房间记忆法、名字/面孔记忆法，建议学员掌握新学的记忆方法，不要固守自己习惯的记忆模式，在课后的日常生活中要善于灵活应用新学的记忆方法。学员在课堂上要积极参与训练，课后在家继续巩固练习，不断练习有助于养成习惯，将学到的记忆技巧运用到实际生活中。

问题 12：我的记忆力很好的，以前看书都是过目不忘，没有必要学习这些记忆方法。

回答：随着年龄的增长，记忆力特别是工作记忆都有减退的趋势。以前过目不忘不意味到了六七十岁还会过目不忘。掌握一些新的记忆技巧有助于活跃和锻炼大脑。

六、课间休息

课间休息是让老年学员休息和放松的时间。主讲教师和助手可以提前给学员们准备一些坚果类零食和矿泉水供学员食用，让学员补充能量。

有条件的训练机构，可以为学员提供（或要求学员自带）毛笔字帖（见图1-4），进行毛笔字练习；助手可以播放适合练习毛笔字的音乐。

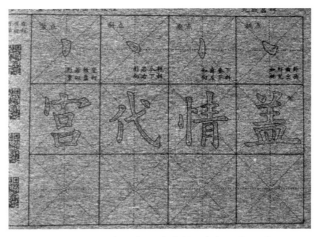

图1-4　水洗速干式毛笔字帖（引自附录三图3）

课间休息时间，也是学员之间、学员与主讲教师、助手之间相互交流的时间。主讲教师和助手可以与学员就课程进度和难度进行沟通。

问题13：为什么要留课间休息时间？

回答：这和学生课间休息做操的道理一样。只不过老年人受身体条件的限制,改为练习毛笔字,让有需求的老年人练习写毛笔字达到肢体活动的目的。课间休息这段时间教师也可以对部分有问题的学员进行答疑解惑。

问题14:为什么选择毛笔字帖作为老年学员放松的工具?

回答:练毛笔字的好处是非常多的。首先,练习写毛笔字需要集中注意力;其次,坚持练习毛笔字能提高毛笔字的字形,并可以让写毛笔字者做到身心合一;最后,练习毛笔字还可以锻炼耐心,让内心平静,缓解压力。

第一节课下半节课开始,需要在座的学员回想并复述本节课上半节课的客观记忆评估要求记住的10个单词。

助手给每个学员发放白纸,给学员2分钟时间(计时),让学员尽可能地回想,并将回忆出的单词写在纸上。写出单词的顺序可以不按照之前PPT或者黑板上显示的顺序。计时铃响起后,每个小组推荐一名学员朗读一下自己回想出来的单词,统计正确数。教师可以让客观记忆测试分数的最高者简单介绍一下自己是如何记住这些单词的。

七、注意力训练

要想学习效率高,让记忆力得到改善,前提是提高注意力,即提高专注度。提高记忆的关键是需要集中注意力。

问题15:影响注意力的因素有哪些?

回答:①没有兴趣,缺乏动力;②缺乏信心,压力过大,过于焦虑;③一心多用,同时进行多项任务;④身体状况不佳或睡眠不足。

主讲教师可以通过不同的方式来提升在座学员的注意力。通过相关的练习调动学员的各种感觉器官,让学员有意识地将注意力集中到自己看到、听到、读到的细节,思考一下这些信息的意义,问问自己这些信息给自己带来什么感觉,什么感受,是如何影响自己的,告诉自己要记住影响自己的原因。

如何训练精神集中技能?

很多人会发现,当他们提高自己的关注力时,记忆能力、回忆能力几乎立刻就会提高。教师可以让学员回家后做一些简单的练习。

(1)看电影或电视剧时,要有意识地注意一些特别的细节。可以选择关注一些人物的发型和服装,或者喜欢的任何物品。第二天测试一下自己,看看还能回忆出多少细节。如果是跟朋友、爱人或小孩子一起看电视剧的,可以漫不经心地提起前一集中两个主角发生争吵所在餐厅的角落里的摆设,或者同一个家庭场景物件摆设的不同,让他们惊叹于你的注意力。

(2)与别人交流对话时,尝试着特别注意他说话的内容。在大脑中记住某些小细节,尤其是他人认为自己不会特别关注或者肯定记不住的小事。比如,两人在就孩子的升学或者学习内容讨论交流时对方随口提到晚上6点要去某家面包房买折扣面包做早点,或者第二天要去中医院开些中药等。到第二天看看自己是否还记得这些交谈的细节,然后发个消息问一下对方面包的折扣价是多少?开中药的人多不多,等等。

这些技术和技巧的掌握不仅可以提高你的注意力和记忆力,还可以提高你的社交能力,让你更受欢迎。

主讲教师在课堂上需要带领学员做一些注意力训练。

训练1 教师利用投影仪屏幕向学员展示一张照片(见图1-5),让学员仔细观察1分钟,集中注意力记住细节,记住细节越多越好,计时结束后片切换照,让学员回答以下问题(主讲教师也可以按照自己的想法提问题),看看学员能够记住多少细节。

(1)图中有哪些交通工具?

(2)天气如何?有太阳吗?

(3)女士的裙子上是什么图案?

（4）背景里有几棵树？

（5）女士穿什么款式的鞋子？

（6）图片里的房子有几扇窗？

分别邀请6位学员回答以上问题，观察学员的注意力情况，告诉学员平时在家也可以做相应的练习。

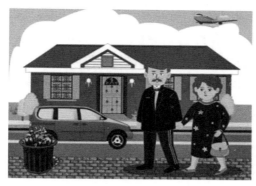

图1-5　注意力练习（引自附录三图4）

聚焦注意力观察后的答案分别如下：

（1）飞机、汽车。

（2）多云，没有太阳。

（3）五角星。

（4）三棵树。

（5）高跟鞋，鞋面呈浅绿色。

（6）4扇窗，包括天窗。

训练2　邀请2位学员分别描述一下今天早上最先遇到的3个人的穿着，包括颜色和款式。另外，描述一下昨天的饮食。

通过反复的练习和训练，学员们回忆细节的能力会提高。这类练习能够训练学员的注意力集中的能力，并且可以帮助学员时时关注新的信息。

【提示】日常生活中可以有意识地集中注意你看到、听到、读到的细节。注意你身边的标志性建筑物，并思考一下它的意义，问问自己这些东西给你什么感觉，怎样影响你的？你需要记住它吗？

八、手指操

对手指操的研究表明，手指的各种运动可促进脑部血液循环，延缓脑神经细胞的老化，促进理解、记忆等功能；可以提高大脑皮层细胞的兴奋性，有利于放松身心、消除紧张情绪，提高应激能力，同时带来愉悦的感受，有很好的保健预防作用。

主讲教师和助手利用投影仪播放视频，按照视频内的节奏来教学员。教师和助手需要对手指操非常熟悉，带领学员一起学习，本节课要求学员要掌握手指操（引自附录一讲义 4）的基本动作，告诉学员需要每天都坚持练习。

主要步骤（结合教学视频）如下：

（1）掌心对掌心，上下摩擦。

（2）右手掌心斜对左手手背，互搓；然后相反，左手掌心斜对右手手背互搓。

（3）十指相扣，握紧与放松交替进行，左右手前后交替。

（4）十指紧扣，转动双手手腕，画横的"8"字形。

（5）举起双手，食指、中指、无名指、小指分别依次扣大拇指。

（6）双手握拳和放松交替进行，大拇指在内侧。

（7）左手握拳，右手五指张开；右手握拳，左手五指张开；左右手交替活动手指。

（8）左手张开，手掌贴胸口，同时右手握拳伸直；右手张开，手掌贴胸口，同时左手握拳伸直。左右手同时交替做动作。

（9）右手用力依次撸左手的每个手指，左手用力依次撸右手的手指，双手交替进行。

（10）左手伸直,五指并拢,右手握左手的四指,往后按压;换右手伸直,五指并;拢,左手握右手的四指,往后按压;双手交替进行。

（11）双手拇指与食指碰触,组成一个菱形。然后左手拇指往上去碰触左手食指,左手食指放松朝上,右手大拇指向上去碰触右手拇指,左手食指向上碰触右手食指,重新组成一个菱形。换右手拇指开始重复动作。

（12）双手在右眼前做照相机的动作,右手在上,左手在下,组成一个长方形;双手在左眼前做照相机的动作,左手在上,右手在下,组成一个长方形。交替进行。

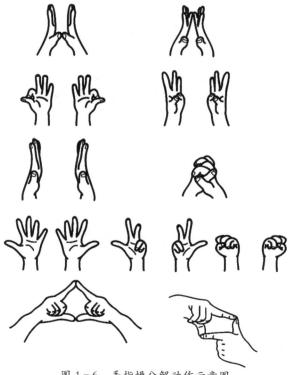

图 1-6 手指操分解动作示意图

操作步骤简单记忆顺口溜：一捏一搓,循环一遍:伸出手,将拇指和食指对捏,然后做一个搓的动作;再将拇指和中指对捏,做一个搓的动作。以此类推,再到无名指和小指,再反回来做一遍,形成一个循环就做好了。

主讲教师和助手带领学员多做几次,一边教给大家,一边纠正学员的动作,使学员能够在课堂中基本掌握手指操。

对于有需求的学员,助教可以把手指操的视频转发给学员(或转发到学员的微信群里),要求学员课后坚持每天练习,之后的每节课主讲教师和助手都带领大家做一遍手指操。

九、家庭作业

布置家庭作业的目的是巩固和消化课堂上所学的内容和知识,并使课堂知识有效地转化为实用技能。家庭作业是教师课堂教学内容的有效延伸,也是知识的巩固和深化。通过家庭作业有助于学员养成良好的学习和生活习惯,有助于将本课程中教授的健康大脑四大要素融入日常生活中。在日常生活中学会自如地应用课堂中学到的提高记忆的各种技巧和方法,也有助于学员提高对课程内容的兴趣,提高课程的教学质量。

本节课的主要家庭作业内容:

(1)每天坚持微笑练习。

(2)每天坚持手指操练习一遍,另自选任意一种喜欢的运动(大于15分钟)。

(3)记住今天主讲教师穿什么衣服及主讲教师的名字。下周上课时教师会要求学员再次回忆。

(4)每天坚持练习3页毛笔字。

(5)上午出门后,关注遇到的第一个人的穿着和样式。

【建议】第一次做上述练习时,学员观察后在纸上做记录,如果晚上回忆时遇到一时半会儿想不起来的事,可以看提示纸。训练几次后应该可以摆脱提示纸。

十、本节课小结

在本节课程,主讲教师向学员介绍了下述内容:

(1)认知障碍的概念,让学员了解了认知障碍的表现及与正常老化的区别。

(2)循序渐进地向学员介绍了健康大脑的四大要素及四大要素的概况。

(3)给学员介绍了社区认知干预课程的主要内容及应用方式。

(4)带领学员进行了注意力的训练。

(5)结合视频辅助教授学员手指操。

(6)指导学员运用微笑训练法以减轻压力。

(7)本节课结束前,授课教师给学员们布置了家庭作业,让大家在课后回家继续巩固健康大脑的训练。

通过本节课,主讲教师基本可以掌握参课学员的客观记忆情况(基线水平)以及每位学员课堂的表现。本节课主讲教师应该做好相关记录供以后课程主讲教师参考。

十一、给教师的建议

为社区老年人上课与平时培训或者给学生上课有很大的不同,切忌照本宣科。授课教师需要根据参课社区老年人的实际认知状况、受教育程度,以参课学员能够听懂的方式传授课程内容,让学员能够以听得懂的语言(地方/区域语言最好)听课。授课过程中,应与参加学习学员自身或者结合社区相关案例来延伸和拓展。不同的老年人在课堂中的活跃程度也不完全相同,主讲教师需要关注每一位学员的课堂表现,让每个参课学员都有发言和表达的机会。

　　基线记忆测评有助于主讲教师及授课团队成员掌握课堂上每一位学员的记忆水平,主讲教师应该在教学档案中对学员中需要多加关注的学员做标注,让授课团队的其他成员或者助手有所了解。建议主讲教师及助手在课堂上多与参课老年人互动,拉近与老年人的距离,提高老年人对主讲教师及授课团队的信任度;增强老年人对社区认知干预课程内容的信任度,相信课程能够提高身体及大脑的健康,使老年人能够更加主动、积极地参与项目中的每一节课程和相关活动。

第二课 "关注—闪存—关联"记忆法

◆ **关键词/目标**

◇ 大脑热身：找不同（10 分钟）
◇ 回忆上节课的内容（10 分钟）
◇ 学员自我介绍（5 分钟）
◇ 掌握图片法（15 分钟）
◇ 讲解"关注—闪存—关联"策略（15 分钟）
◇ 阐述记忆位置和记忆习惯（15 分钟）
◇ 介绍日常健康饮食（15 分钟）
◇ 布置家庭作业（5 分钟）

一、大脑热身

为了调动学员的兴奋点，抓住学员的注意力，第二节课先从一项脑力有氧热身活动开始，使学员的大脑神经细胞保持最好的状态。

此项大脑热身活动为"找不同"游戏，可以训练学员对细节的观察能力。主讲教师先简单地介绍游戏的方法，告诉学员两幅图中有几处（本课程示例为 7 处）不同，请学员用记号笔标出不同的地方，然后不再给学员进一步的解释，也不要指点或者帮助学员完成这个游戏，尽量让每个学员独立观察和思考。

计时满 3 分钟后，主讲教师及助手查看每个学员的完成情况，请学员代表讲解他/她的答案是什么,如果正确的个数比较少,则请另一个学员来回答。邀请学员回答是否有什么技巧或者办法,以前玩过找不同/大家来找茬的游戏吗?请大家分享经验。

主讲教师可以讲解如何快速找到不同的技巧:根据找不同的数量,可以将图片近似均匀地分成 4 个区域或 6 个区域(见图 2 - 1)或者其他数量的区域,在每个区域查找不同。

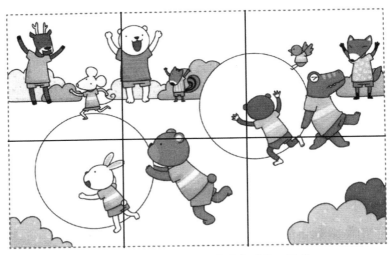

图 2 - 1　六分法找不同(修改自附录三图 5)

如果学员对此项游戏感兴趣,可以让学员在网上或者手机 App 中获取更多的游戏素材。

热身游戏有多种,主讲教师可以让学员做连线游戏,也可以走迷宫。如果有主讲教师对音乐感兴趣,擅长乐器,也可以带领学员做打鼓点游戏。

二、回忆上节课的内容

大脑热身之后,学员的注意力及关注度应该已经回到课堂上。

主讲教师及助手先复习第一节课堂知识及检查学员的家庭作业完成情况。

（1）本节课主讲教师请1位或多位学员回忆第一节课主讲教师的名字（如果两节课的主讲教师不是同一人），第一节课主讲教师上课当天穿的衣服的颜色、款式，鞋的款式（如皮鞋、跑鞋、休闲鞋等），是否戴眼镜等。

（2）学员回忆今天出门上课路上遇到的第一个路人，穿着、外表、手里是否拿着东西等（为引出今天的课程做铺垫，我们今天主要讲记忆法）。

（3）请学员回忆一下第一节课主要讲了哪些内容（条框即可，不用太注重细节）？这个问题可以多请几个学员回答。

上述问题可以让学员举手发言，也可以由主讲教师随意指点任何一位学员回答。尽量让更多的学员加入回答问题的环节，不要让一位学员回答多个问题或者回答所有的问题。

对于第一节课的课后作业完成的情况，主讲教师需要询问学员在完成作业过程中是否遇到问题，由助手汇总一下，看是否存在共性问题，是否需要帮助解决（比如学员对手指操仍然不熟练，安排时间再练习），学员对作业的反馈是什么（频率过多、过少或者适中？难度上太难、太简单或者刚好？），根据学员的反馈可考虑调整课后作业的安排。

三、教师和学生分别做自我介绍

1. 教师自我介绍

如果本节课的教师仍为第一节课主讲教师，自我介绍环节可以跳过，直接进入学员自我介绍环节。如果不是同一位主讲教师，则需要以与第一节课相同的方式向学员做自己介绍。

2. 学员自我介绍

按照座位顺序（如蛇形的顺序），学员分别介绍自己的姓名，自己名字的由来,比如特殊的记忆点、普通话谐音、方言谐音等。

示例1 学员自我介绍

李红路——走在红色的道路上。

美珠——希望女儿长大像珍珠一样美丽。

洪超——出生在抗美援朝第一年。

藤子度——肚子疼。

主讲教师最好让学员在介绍名字的同时也介绍一下自己所从事的工作或者退休前从事的工作、职业和爱好,介绍得越具体越好。如仪表厂的调度员、超市收银员,喜欢跳新疆舞、喜欢研究易经等。还可以让学员思考一下:采用何种方法或者技巧使自己的介绍可以让其他学员迅速记住自己的名字,学员也可以告诉在座的学员自己是如何记住课堂上其他学员的名字。有的年老学员可能暂时没想好如何介绍自己的名字,也无妨,不需要在课堂上给学员压力,可以请学员在下课之后再思考。

四、回忆上节课的内容

1. 手指操

手指操:采用屏幕视频播放,由主讲教师或者助手在学员前面领做的方式教学。主讲教师/助手需要自己能够熟练地掌握手指操的手势及步骤。在一般情况下,主讲教师或者助手需带领学员学习2遍。在学员练习的时候,另一名助手在旁边观察学员的动作,记住哪些学员的动作不太熟练,哪些动作不会做,或者做得不标准。对有需要帮助的学员,助手可以站在学员身边,帮助其完成手指操学习环节。

2. 回忆健康大脑的四大要素

请学员回忆并回答健康大脑的四大要素是什么,每一个要素对提高记忆力的影响。

答案：_____

　　_____

　　_____

【提示】学生回答的答案应与上节课教学的内容相呼应。主讲教师可以在备课时将提示答案填入横线上。

3. 为小组起名字

人是需要社交的，认知干预训练也离不开合作与社交。学员通过相互记名字、为小组起名字可以训练记忆能力，既引出了一种记忆的方法，也方便和增强了学员相互之间的交流。

课堂上，主讲教师应该将参加课程学习的学员按座位位置分成几个小组，一般由4～5位学员组成1组，整个班可分为4～5个小组。学员间也可以自由组合的方式，或者以抽签的方式分组。每个小组学员的人数相同或者接近。每个小组成员需要为自己所在的小组起个组名，并向主讲教师和其他学员解释组名包含的意义，目的是为了帮助其他学员能够主动记住组名。为小组起名时是可以将组员的名字融合其中，鼓励起有创意、让人印象深刻的小组名称，尽量不要起"健康组""快乐组""夕阳红组"等这类很普通的名字或者相似的名字。

五、图片记忆法

一幅画或图片可以包含大量的信息。一幅图片上可以有人，也可以有动物和植物，图片上既可以展现人物或者动物的动作、举止、形态，也可以展现色彩和构图等。一幅画的内容可以用百千个词语表达，不同的人对同一幅画的表述也不尽相同。图片法是将需要记住的多个单词或者词汇视觉化，在脑中形成虚拟的图片或者场景，并进行联想。

1. 利用图片记忆法进行词组训练

训练 1　词组训练

马—玫瑰花

马和玫瑰花是不同的物系,外观也不相同,如何让学员记住这两个名词,或者是一组词?

首先让学员回答,看到马这个单词时,学员脑海里会出现什么颜色的马?什么姿势?它正在做什么等,学员的不同回答可以引发大家的思考。然后,教师可以就学员的回答内容展开发散思维讲解:脑海里出现的可以是一匹马或者是几匹马;可以是奔跑的马也可以是低头吃草的马;可以是白色的马,也可以是黑色或者其他颜色的马,甚至可以是斑马;可以是真实的马也可以是卡通片里的马。

请学员在脑海里想象玫瑰花,然后让学员回答他们脑海里玫瑰花的形状、色彩等。如果学员回答得很笼统,如红玫瑰、白玫瑰、黄玫瑰等,主讲教师可以通过提问引导学员继续想象:玫瑰花通常在哪些场景中出现?学员想象中有多少朵玫瑰花?玫瑰花的味道?玫瑰花是含苞待放还是已经盛开?是新鲜的抑或是枯萎的?

当然,各位主讲教师在授课中很有可能会遇到其他答案,这没有问题,任何答案都是可以获得认可的,目的就是让学员能记住这个词组对。因此,在使用图片记忆法的时候,鼓励学员尝试发挥想象力,在脑中构建多种离奇的画面,且需要适合自己的习惯。

2. 看图识成语

教师使用幻灯片为学员展示图片,学员无须举手,可以直接抢答。展示的图片可如图2-2所示。

训练2　看图识成语

【参考答案】(a)心花怒放;(b)衣食父母;(c)三心二意;(d)喜从天降等。

主讲教师也可以自己准备看图识成语的课件。一般来说,前几个例子可以简单一些,然后逐渐增加难度,可能最后一题所有人

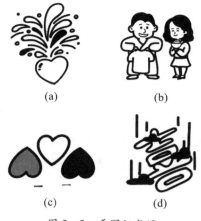

图 2-2　看图识成语

都回答不出正确答案,鼓励大家拍照带回去,让自己的家人或者朋友共同回答。

六、关注—闪存—关联

在介绍了图片记忆法之后,这节课还会介绍记忆方法中的一种:"关注—闪存—关联"。主讲教师要自己先理解"关注—闪存—关联"记忆法的概念。

(1)关注:积极地观察需要记忆的对象或者物品。这需要调动人们的感官,包括视觉、听觉、嗅觉、味觉、触觉,集中注意力观察对象或物品的细节和含义。对于常人来说最易发生遗忘的原因就是注意力不集中。

举一个例子:您走进办公室想拿一件东西或者想办一件事情,这时办公室内正好有个陌生人在做自我介绍,这就很有可能会分散您的注意力,随后您会发现您关注了陌生人的自我介绍,就很有可能想不起来自己进办公室的最初目的;或者您拿好东西,却发现自己并没有记住陌生人的姓名。这就是由于注意力不集中而导致的遗忘,其实有时并非记忆力出现了问题。强调"关注",意味着在进行记忆的过程中要积极地观察和努力有意识地去接受新事物。在课堂上,可以让学员关注一下主讲教师刚才说了什么话,主讲教师或者助手穿了什么衣服等,帮助学员训练大脑记忆一些细节。当下一次再遇到主讲教师时,可以让学员回忆一下,看看学员集中注意力观察人或物细节后的记忆效果。集中注意力不仅调动了视觉和听觉,还调动嗅觉、味觉、触觉共同参与。如果在一家餐厅吃到一款特别好吃的菜,很多人就会想到要把餐厅的名字和地址记下来,甚至预约电话号码,以方便自己下次再想体验时能迅速想起来。记忆策略中用到的感官越多,学员就越有可能记住更多的信息。

（2）闪存:如同照相机拍照。让学员花一点时间回想各自配偶或朋友或熟人的衣着的图像,包括衣服的颜色、搭配什么款式的裤子。当学员在脑海里想象出这些图像时,就是已经在强化记忆,也是这个记忆方法的第二个步骤——闪存。学员之前已经为需要记忆的对象在大脑中创立图像。如果创立的是生动和难忘的图像,这个图像就可能会被牢牢地记住。记忆方法中的"闪存"有两种形式,一是真实的,二是想象的。

真实的闪存画面往往是栩栩如生的。可以让学员回忆一张其脑海中最难忘的照片,让学员自己体验一下这张照片的影像是否已经深深地固化在他们的长久记忆里。至于想象的闪存画面,可以是学员实际观察到的,也可以是学员想到的事物衍生成古怪或者夸张的图像,作为"照片"或者"画面"呈现在眼前。一副色彩艳丽、情节夸张或者卡通的图像通常会深深地印在脑海中。此外,动态效果、三维立体和细节化的闪存画面相对容易回忆。总体来说,"闪存"的画面,形象越生动有趣、越具有创造力,在脑中记忆的效果就越好。

（3）关联：是将关注的要记忆的词组在脑海中转化为图像，或者记忆的多种事情在脑海中呈现的闪存画面串联起来，彼此之间发生联系或者关联，便于日后回想时可以提供线索和方向。关联脑海中的图像是我们以后需要学习的诸多记忆技能中的基本元素。

主讲教师可以现场给学员举一些生活中的例子，让学员理解和明白"关注—闪存—关联"的记忆方法。比如，很多人都曾有找不到眼镜、老花镜、手机或者钥匙的经历，或者被另外一件突发事件打断正在进行的工作时，在处理好突发事件后，却忘记了先前正在进行的工作。"关注—闪存—关联"记忆法有助于人们应对这些日常生活中发生的情况。

主讲教师可以自己为例："我在家和朋友用固定电话聊天时，听到门铃响了，于是我和朋友说：等一会儿，把听筒放在桌上，去门口看看；开门发现是自己买的冷冻食品到了。为了不让冷冻食品化掉，于是开始整理冷冻食品，却把还在等着和我聊天的电话里的朋友给抛在脑后。"而利用"关注—闪存—关联"记忆法可以帮助我想起来要先回复一下还在等待我的朋友。训练自己花几秒钟联想一下，把电话的铃声想象为门铃的声音，去开门的动作想象为拿起话筒的动作，和门外的送货员交谈想象为和朋友电话交谈，关门的动作想象为挂电话的动作。在脑海里呈现一下这个画面并闪存后，再去完成后续流程，就会记得关门后要先回房间向朋友报备一下，然后挂电话，再去做其他的事情。

课堂上的"关注—闪存—关联"记忆法练习，可以当时课堂上刚学习的图片记忆法中提到的玫瑰花和马为例，让学员用玫瑰花和马的不同的数量、状态、颜色等特征来构图。将脑海里的马的形象与玫瑰花形象关联，然后让学员描述一下两者结合图 2 - 3 的内容。

训练 3 利用"关注—闪存—关联"记忆法描述"马—玫瑰花"的关系

【参考答案】

（1）马咀嚼玫瑰花，结果嘴角被玫瑰刺所伤而流血。

（2）马在玫瑰花园中溜达。

（3）马在花园中看玫瑰花。

（4）雄马的蹄子握着一束玫瑰花，准备送给雌马。

（5）一匹马戴着玫瑰花环。

……

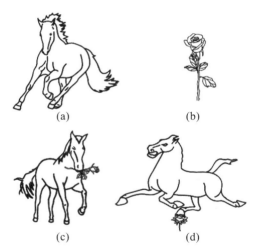

图 2-3　马和玫瑰花

主讲教师可以先表述自己脑海的场景或者图片，比如马踩玫瑰花，或者马在玫瑰花丛中奔跑，或为马衔着一枝玫瑰花；或者有些学员会说马在轻吻玫瑰花。在询问学员脑海里的闪存图像时，可以让学员聊一下他们脑海内"闪存"这个场景的缘由：是自己以前看过的、经历过，还是突然想到？

训练4 词组记忆

钥匙—树

如何把钥匙和树关联在同一幅画面中呢?

【参考答案】可以想象树干像一把钥匙的形状,或者树上挂满了钥匙,也可以想象钥匙打开树上的一扇门(见图2-4)。

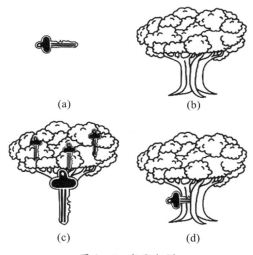

(a)   (b)

(c)   (d)

图2-4 钥匙与树

学员的回答可能是五花八门的,比如有学员会说钥匙的外观像树的形状等。只要把两者在一幅图中发生联系,都可以认为是正确的。

在讲解了"关注—闪存—关联"记忆法的概念及方法后,请学员对以下几个词对用"关注—闪存—关联"的方法构图,可以分小组讨论(引自附录一讲义5)。

训练5 利用"关注—闪存—关联"记忆法描述以下词组的对应关系

（1）扳手—水晶灯。

（2）汽车—冰块。

（3）钥匙—树。

（4）壁炉—玫瑰花。

【参考答案】

（1）扳手—水晶灯（用扳手悬挂水晶灯）。

（2）汽车—冰块（汽车行驶在冰面上）。

（3）钥匙—树（插在树上的钥匙）。

（4）壁炉—玫瑰花（玫瑰花在壁炉中燃烧）。

参考答案并不是唯一的正确答案，主讲教师也可以自己设计参考答案，比如用扳手去敲碎水晶灯、冰块垒成的汽车、壁炉上的花瓶里插着玫瑰花等，只要是能让学员记住的答案都是可以接受的。

七、记忆位置和记忆习惯

请几位学员以自己的情况举例，介绍自己平时习惯把什么物品放在什么地方。比如：钥匙放在哪里（如出门经常用的拎包里、挂在皮带上），遥控器放哪里（如电视机旁边或者茶几上），药放在哪里（水杯旁边），洗衣粉放在哪里（洗衣机旁）。提醒学员不要提到敏感的或者个人隐私的物品，如钱包、银行卡、身份证。主讲教师可以发现很多人其实都有自己的记忆习惯，有自己摆放物品的独特方式，可以将学员中好的记忆习惯与其他学员分享，也需要告诉学员如何养成记忆习惯来减轻记忆的负担。

为了避免"找不到手机"这类事件发生，可以将容易随手放置而找不到的常用物品摆放在同一"记忆"位置。比如，外出在裤子口袋放手机，回来后把手机放在常规充电的电源附近；在客厅桌子上的小盘子或者进门的挂钩上放钥匙；在书包或购物袋的同一个口袋放备忘录/小本子/笔;在书桌方便的位置放剪刀/针线/放大镜。经常使用记忆位置既可以减少常因找不到东西带来的烦恼,也可以节约时间(见图2-5)。对于需要经常外出或者出差者,可以固定一个手提箱装入平时常用的洗漱用品、旅行用物等。到酒店后,养成小物品集中放置在床头柜的抽屉里或者携带可放小物品的盒子的习惯。习惯养成之后很容易就变成下意识的动作或者常规动作,不需要到处找物品。

为减轻记忆负担,也可以使用以下辅助记忆工具(引自附录一讲义6)。

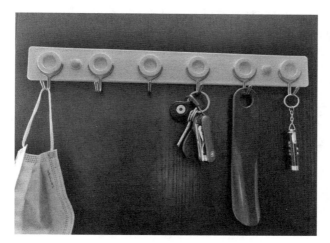

图2-5 记忆的位置(引自附录三图6)

1. 笔记和提醒

对上课或其他需要关注的内容,可以用本子做笔记,也可以用手机录音后,然而播放录音或更新笔记;或者直接在手机备忘录中记录;或者买一支可转换成文字的录音笔。

为了避免遗忘上课时间或者约会,可以设定闹钟提醒。主讲教师可以向学员展示自己是如何设置手机闹钟提醒或者微信提醒的。主讲教师可以现场教学，请几位学员直接用自己的手机设置闹钟和微信提醒。学员在设置闹钟和微信提醒过程中遇到困难时，主讲教师或者助手可以在旁边协助，帮助学员共同完成，然后请学员再独立操作一次。其他学员可以在课后由主讲教师、助手、志愿者或已经学会的学员单独辅导。

2. 计划表

在冰箱、墙壁、桌子玻璃下粘贴或压一张纸质版计划表，可以按照每日、每周或每月制订的计划、书写的任务清单（包括时间、地点、人物、需要提前准备什么、做什么等关键信息）完成任务，完成任务后打钩或划掉，或者在需要时将未完成的事项重新列表（如原计划表上的未完成事项已不够醒目）。墙上或桌面日历可以有效提醒常规或偶发事情（如看病、参加聚餐等）。

3. 备忘录

最好使用体积较小的备忘录，如可装入口袋的小本子。如果能够流畅使用手机中的备忘录则更方便，因为它兼有日历、通讯录、任务列表、上网等多项功能，还可以录音（有时候老年人的视力看不清手机上的字）。主讲教师展示手机的录音与播放功能，邀请2～5位学员使用自己的手机建立文字或语音备忘录，并演示给大家看。

4. 即时贴

在如此多种类的外用记忆工具中，很多人喜欢用即时贴（主讲教师展示即时贴，然后书写提示语→撕下单页→贴在墙上）。值得提醒学员的是，用完或者不需要的即时贴应该立刻扔掉，以免浪费时间再次查看，或者与最新信息相混淆。

5. 记忆习惯

每个人都有自己的学习和记忆习惯，有些人是潜意识的或者与生俱来的记忆习惯，有些是后天习得的学习习惯。随着年龄的增长,经验和知识的增加,人们也一直在不断地形成新的学习和记忆习惯。比如,以前随时可以将垃圾扔在垃圾箱,无须分类,而现在家里需要备有几个垃圾袋/垃圾箱:干垃圾、湿垃圾、可回收垃圾、有害垃圾,均需分开放置,然后根据居住地区的分类垃圾箱开放时间进行投放。门边的垃圾袋提醒我们早上或者晚上出门时要带走垃圾,将其扔进垃圾箱。

药盒、备忘录、闹钟、手表及其他工具都可以帮助我们扩充记忆习惯。有服用较多药物的老人可以使用标注早、中、晚或者周一到周五间隔的药盒,将一周要服用的药物提前分摆放好。备忘录或闹钟的使用可以提醒自己一天的计划或约会的时间,甚至闹钟也可以用来提醒服药时间。

6. 日常规则

任务经过反复操练后,都能驾轻就熟。在日常任务中要建立一套特定的方法规则,如伸(身份证)手(手机)要(钥匙)钱(包),即出门时根据需要携带身份证、手机、钥匙、钱包等必备品(见图2-6)。

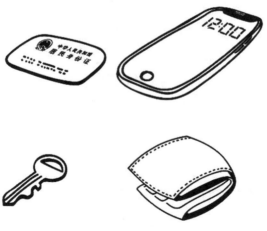

图 2-6 出门携带四件套

出门前,站在门口先停顿几秒钟,在脑海里扫视一下窗、煤气、灯是否关上。关门后,再停顿几秒,看一下门是否关好,钥匙是否拔下来放到包里等。

7. 提前预习

日常生活中的经验:当我们自己知道会被问到某些问题时,可以提前预习,主动学习,做好准备。如果是参加老同学聚会,可以事先想一下参加聚会的有哪些同学,哪些同学是常看的,哪些同学是很少会遇到的;想一下很少遇见的同学的名字及目前可能的长相,避免到时候叫不出名字而尴尬。如果考虑到在活动时会遇到新朋友,思考一下哪些方法可以帮助自己记住新朋友的名字。可以邀请学员回答:还有哪些情况是需要提前预习、提前做准备的? 如果学员回答不出来,可以问一下学员,看病之前要准备什么材料? 打算和医生说什么? 去一家新的医院是否需要提前查路线? 主讲教师也可以问一下学员:去看医生前要不要先想一下自己疾病的病史;参加会议讨论的议题,是否需要发言和表态等。每次提一个问题,不要一次提多个问题,循序渐进地提问题。

八、日常的健康饮食

保持健康大脑的饮食方案,既需要保证蛋白质和碳水化合物的营养均衡,又需要考虑到富含抗氧化剂和 ω-3 脂肪酸(欧米伽-3 脂肪酸,对心脏和大脑的健康有重要的作用)的摄入量。老年学员中有很多人患有慢性疾病,如糖尿病、高血压、肾病等,部分学员由于自身信仰或饮食习惯而采用素食,其实这都不影响健康大脑饮食方案的制订。本课程推荐的饮食方案主要关注如何构建营养平衡,推荐对大脑健康有益的食物,而不是为学员制订饮食采购清单。学员可以根据自己的饮食习惯,选择适合自己的食谱。

1. 体重

肥胖与大脑健康的关系目前还有争议。2017 年《柳叶刀》杂志痴呆症专业委员会认为,中年期肥胖是老年期认知障碍的高危因素。2020 年由华山医院郁金泰教授联合国内外多个研究团队进行系统回顾和荟萃分析认为:65 岁以下人群应保持或者减轻体重,通过体育锻炼、控制热量摄入及正规的行为计划控制体重指数(body mass index,BMI)在 18.5~24.9 kg/m²;65 岁以上人群不宜太瘦。若 65 岁以上人群有体重减轻的趋势,应密切观察其认知功能的状况。BMI = 体重(kg)/身高(m²),不同的 BMI 对应肥胖、超重或肥胖前期、正常体重。

主讲教师可以以自己的数据为例,为学员展示计算过程和结果。如主讲教师身高 163 cm,体重 60 kg,则 BMI = 60 kg ÷ 1.63 m ÷ 1.63 m = 22.58 kg/m²。主讲教师可以让学员拿出纸和笔来计算自己的 BMI,如果计算有困难,可以拿出计算器或者调出手机中的计算器来计算。由于 65 岁以前肥胖可以增加罹患心脏病和认知功能减退的风险,因此,对年龄比较轻的学员来说还是要引起重视的。学员可参照体重正常体重对照自己的体重(可参考附录五量表 6 和量表 7)。

2. 老年的生理特点导致营养不良高发

随着年龄的增长,机体代谢率降低,老年人的身体会发生相当多的生理性改变,如体内肌肉消耗、脂肪含量增多,肌肉占总体重的比例下降,约为青壮年期 60%;骨密度降低、骨总矿物质减少,比壮年期更容易发生骨折;免疫功能降低以及慢性炎症反应增加等;味觉和嗅觉老化,牙齿脱落及咀嚼功能下降,导致食欲和摄食能力下降,消化系统功能减弱。另外,肌弱症和衰老使相当多的老年人自由外出活动能力下降,罹患高血压和糖尿病等老年病又必须限制饮食，空巢及疾病产生的抑郁和孤独等影响食欲以及经济收入下降问题，加剧了老年人群营养不良的发生。

知识小百科 2 - 1

营养筛查

临床上多用量表法或者计算法来进行营养筛查。

营养风险筛查：欧洲临床营养和代谢学会（European Society for Clinical Nutrition and Metab olism，ESPEN）和中华医学会肠外肠内营养学分会（Chinese Society for Parenteral and Enteral Nutrition，CSPEN）推荐采用营养风险筛查（2002）[nutritional risk screening（2002），NRS（2002）]筛查患者的营养风险。其适用对象为一般成人住院患者，具体可参考附录五量表 8。

对营养不良风险筛查，老年患者可首选简版微型营养评估（mini nutritional assessment-short form，MNA - SF），具体可参考附录五量表 9。

老年人对每日热卡的需求：在能量摄入方面，60 岁以后，老年人的能量需求约为壮年期的 80%，70 岁以后约为 70%。以轻体力活动为准，60～65 岁人群的每天能量摄入为男性 2 100 kcal、女性 1 750 kcal（1 kal ≈ 4 J）；65～80 岁人群，男性 2 050 kcal、女性 1 700 kcal；80 岁以上男性 1 900 kcal、女性 1 500 kcal。老年人群个体差异大，此数值仅作为一般情况下的参考。

3. 脂肪、蛋白质、碳水化合物的食用要点

（1）脂肪：是大脑结构和功能必不可少的物质，切勿为了减肥或控制血脂而不摄入脂肪或摄入过少脂肪。脂肪有饱和脂肪酸和

不饱和脂肪酸,目前认为对人体有益的脂肪主要是 ω-3 脂肪酸、二十二碳六烯酸(DHA),因为这些不饱和脂肪酸可以保护脑神经元。深海油性鱼类是这类脂肪酸最好的来源(如三文鱼、鳕鱼等),摄入种子(如亚麻子)、坚果(花生、瓜子、核桃、松仁、杏仁)、油脂(鱼油)等也可以保证每日的摄入量。少量摄入不饱和脂肪酸 ω-6 可以保护健康的皮肤和正常的血液循环,但过量食用会引发炎症反应,加重脑细胞损伤。不饱和脂肪酸 ω-6 在以下食物中较常见:培根、汉堡、牛排、人造黄油、蛋黄酱、大多数加工和油炸食品以及玉米油和植物油。目前建议 ω-6/ω-3 摄入的目标比例为3:1,每日胆固醇尽量不超过 300 mg,反式脂肪酸的摄入量低于总能量的 2%。

(2)蛋白质:是机体器官、组织和细胞的重要组成部分,是一切生命活动的物质基础。蛋白质具有多种功能,如为人体提供热能、骨骼肌肌纤蛋白的收缩、酶和激素的催化和生理调节等。蛋白质对老年人的身体功能尤为重要,原因是蛋白质是维持机体正常代谢的重要物质,尤其老年人的肌肉量逐渐减少和肌肉功能逐渐衰退,蛋白质营养不良是导致老年性肌肉减少症的主要危险因素。

蛋白质常见的食物来源分为动物性蛋白与植物性蛋白,动物性蛋白主要来自肉(猪、牛、羊、鱼、虾、禽)、蛋、奶等食物,植物性蛋白主要为谷物、薯类、豆类等。动物性蛋白通常吸收率更高,动物性食物也含有多种微量元素,对维持老年人的肌肉总量十分重要。《中国老年人膳食指南》提出老年人每日应吃足量的肉、蛋,增加奶制品、大豆、大豆制品的摄入量。考虑到老年人咀嚼能力和消化功能的下降,可用切碎、剁泥、碾碎、磨粉等方法加工食物,或者将食物做成肉末、丸子等。部分老年人无法从食物中获取足够的蛋白质,可听从医生的指导,选用蛋白粉或其他营养品。

（3）碳水化合物：老年人不宜摄入过多的碳水化合物，但也不应拒绝碳水化合物，因为大脑需要更多的能量，而碳水化合物是提供能量的主要来源。常见的碳水化合物是米饭、面条、馒头、包子皮、饺子皮等水稻或小麦制品、水果、糖类。随着年龄的增长，人体的糖耐量降低，胰岛素分泌减少，对血糖的调节作用减弱，容易发生高血糖。过多的糖在体内转化成脂肪，使血脂水平升高，或引起肥胖。单糖的摄入，如蔗糖、葡萄糖更容易引起三酰甘油水平的升高。目前的建议是每日由碳水化合物供给热量占总热量的50%～65%，添加糖小于总热量的10%。全谷物和高纤维食物有助于大脑健康并控制体重、降低血压、预防卒中和降低糖尿病和心脏病风险。老年人应该避免食用加工食品和升糖指数高的碳水化合物。

知识小百科 2-2

升糖指数

升糖指数是由加拿大营养学家 David JA Jenkins 教授提出的，是指摄入 50 g 碳水化合物的食用后 2 h 体内血糖水平。通常来说，食物的升糖指数越高，其升高血糖的速度和能力越强。以葡萄糖的升糖指数 100 为参考，1～55 为低升糖指数食物。同样一种碳水化合物，其加工形式不同，摄入体内后的升糖指数水平也会不同，比如大米熬成粥的升糖指数要高于摄入米饭。

知识小百科 2－3

科学的健康饮食

无论哪种食物，摄入量都非常重要，即使是优质脂肪、蛋白质、碳水化合物，摄入过量也会对身体带来负担，导致如肥胖、高脂血症（胆固醇高）、高血压以及其他疾病。猪油、油炸食品也并非完全禁止食用（如果患有某种疾病或身体有其他状况，则视情况而定）。脂肪具有提供能量的作用，一般推荐以摄入脂肪的能量占膳食总能量 20%～30%。

4. 纤维素

纤维的摄入对老年人的健康十分有益。纤维分为可溶性纤维和不可溶性纤维。可溶性纤维在进入胃肠道时溶于水和肠液，然后转化成凝胶状物质，被大肠中的细菌消化，释放气体。可溶性纤维吸收肠道中的水分，造成大便干燥，需要通过摄入足量的水来解决。可溶性纤维可以降低脂肪吸收、组织胆固醇被分解和消化、降低胆固醇或血液中游离胆固醇水平；减缓碳水化合物等营养物质的消化速度，稳定血糖、降低糖尿病风险；降低患心脏病及循环系统疾病的可能。可溶性纤维主要来自谷物和蔬果的中心部分。

不可溶性纤维是不溶于水且不能被肠道微生物酵解的一类纤维，参与人体体液和血液的循环。它仅能减少排泄物在肠道的停留时间，增加粪便的体积，起润肠通便的作用。不可溶性纤维主要来自蔬菜和水果的边皮。

5. 抗氧化食物

吃抗氧化食物可以保护人的大脑免受由于氧化自由基对

细胞的伤害。抗氧化食物：有颜色的浆果，如草莓、黑莓和蓝莓均含具有抗氧化作用的多酚；其他含多酚食品，如葡萄、梨、李子和樱桃等水果和西兰花、卷心菜、芹菜、洋葱等蔬菜。此外，烹饪时加入少量香料，如辣椒、大蒜、生姜、姜黄粉、孜然粉和咖喱粉末等作为调料，既可以调饭菜的口感，也有较高的抗氧化能力。

知识小百科 2－4

含抗氧化物质高的食物称为"超级食物"或者"功能食物"

维生素 A：奶制品、鸡蛋、肝

维生素 C：水果、蔬菜（莓类、橙子、甜椒）

维生素 E：坚果、瓜子、植物油、绿叶蔬菜

β胡萝卜素：胡萝卜、豌豆、菠菜、杧果

番茄红素：粉色、红色水果；蔬菜（番茄、西瓜）

叶黄素：绿叶蔬菜、玉米、番木瓜、橙子

硒：玉米、麦、全谷物、坚果、鸡蛋、芝士、豆荚、茄子、黑豆/腰型豆、绿茶/红茶、黑巧克力、石榴、枸杞子

---

6. 益生菌和益生元

近来对益生菌和益生元的研究越来越多。益生菌是一类对宿主——人有益的活性微生物，定植于人体肠道、生殖系统内，能产生确切健康功效从而改善宿主体内微生态平衡，发挥对肠道有益作用的活性有益微生物的总称。目前认为益生菌主要可分成三大类：乳杆菌类（代表菌：嗜酸乳杆菌、干酪乳杆菌）、双歧杆菌类（代表菌：长双歧杆菌、短双歧杆菌）、革兰氏阳性球菌（代表菌：乳球菌），此外还包括一些酵母菌与酶。益生元是指可选择性地刺激一

种或几种益生菌生长与活性的物质,通常是不易被消化的食品成分,但由于其通过促进宿主体内益生菌的生长而改善宿主的健康。市面上的益生元有低聚异麦芽糖、低聚果糖、低聚木糖等。简单地说,益生菌是对人和动物有益的细菌,益生元是益生菌的食物和养料。

动物实验研究发现,神经系统发育、髓鞘形成、神经发生和小胶质细胞激活很大程度上依赖于肠道菌群的组成。益生菌参与神经系统的结构发育,是神经发生的营养支持物质之一;益生菌还参与下丘脑—垂体—肾上腺轴的建立及功能调节、神经递质及其受体的表达、免疫功能调节等方面。益生菌对脑的发育和脑功能的维持均有重要的作用。横断面研究发现,与介导炎症相关的大肠埃希菌和志贺菌属在阿尔茨海默病患者的粪便样本中比健康人的样本中增加。在认知障碍和脑中 β-淀粉样蛋白变性患者中,促感染性大肠埃希菌和志贺菌属的数量增加和抗感染性大肠杆菌数量的减少可能与外周感染状态有关,提示微生物群失调与全身性炎症之间存在联系,后者可能引发或加剧阿尔茨海默病患者大脑发生神经退化。

获取益生菌常见的食物有酸奶、奶酪、豆豉、泡菜,也有部分保健品含有益生菌。

主讲教师可以自己一天的食物为例,展示所有摄入食物的照片,介绍每一样食物的摄入量。请学员点评,这些食物的脂肪、蛋白质、碳水化合物的配比是否合适,烹饪方式是否可取,总能量的高低等。

知识小百科 2−5

健康饮食小窍门

每天喝 6~8 杯水让人有饱腹感,将水放在随手可取的地方,如果不喜欢喝白开水可以试着饮用原味气泡水、柠檬水;在午餐前(如上午 10:00 点)和下午(如下午 3:00 点)选择食用低热量的健康小零食,注意食物的种类、做法与摄入量。健康小零食如乳制品(鲜奶或酸奶)、新鲜蔬菜水果、加工简单的坚果、煮鸡蛋、豆制品、低脂高纤维的谷薯类。少喝含乳饮料(或调味乳饮料)、蔬果汁(果汁含糖量高)、碳酸饮料,减少含糖碳酸饮料的摄入,可以多饮用乌龙茶、绿茶等抗氧化的饮品。少吃或不吃盐焗和糖浸坚果,如含糖过高的果脯、蜜饯、卤制品、熏制品、炸薯条、薯片、夹心饼干(依据附录一讲义 7 和讲义 8 修改)。

知识小百科 2−6

什么是"垃圾食品"

其实食品本身没有垃圾与非垃圾之分,只是人们处理食品的方式不同,导致食物摄入体内对机体产生的影响不同,才导致"健康"与"垃圾"之分。民众常认为的"垃圾食品",如汉堡、炸薯条、炸鱼块等食物,因为采用油炸的烹饪方式,大量摄入油炸食物后可造成体内脂肪堆积,导致肥胖,进而出现糖尿病、高血压、冠心病等慢性疾病。如果将上述食品的主要组成分别以面包、牛肉/鱼/鸡、蔬菜、煮土豆等一份份列出来,摆放在盘子里,看上去则与我们平时所说的"健康饮食"差异并不大。

知识小百科 2 - 7

MIND 饮食

MIND（Mediterranean-DASH intervention for neurodegenerative delay）饮食是地中海饮食与阻止高血压饮食模式（DASH）饮食的结合，这种饮食模式被认为能降低高血压、心脏病和卒中等心血管疾病的风险。Martha Clare Morris 博士和他的同事们发表在 *Alzheimer's & Dementia* 杂志上的研究认为，严格遵循 MIND 饮食方案的参与者，患阿尔茨海默病的风险降低了 53%；而只是一定程度参照这种饮食方案的参与者，这种风险也降低了 35%。澳大利亚新南威尔士大学的研究人员调查了 1 220 名 60 岁以上的老年人在 12 年中的饮食情况，并记录和评估了其认知能力。结果显示，坚持 MIND 饮食模式的人患轻度认知障碍或痴呆症的风险下降了 19%。

至少：每天 3 份全麦饮食，1 份色拉和蔬菜，每天 1 份坚果，每 2 天 1 份豆类，每周 2 份禽类肉制品，每周 1 份鱼，每周 2 份莓类水果，每天 1 杯葡萄酒（引自附录一讲义 9）。

九、家庭作业

（1）常规家庭作业：微笑训练（每天）、手指操（每天）、毛笔字（每天写 3 页）、运动（每天 15 分钟）。

（2）以图片记忆法记住以下 5 部电影的名字：《高山下的花环》《芙蓉镇》《湄公河行动》《三毛流浪记》《桃姐》。

（3）介绍自己的名字，告诉大家怎样记住您的名字。

（4）记录一周中任意一天的饮食：早、中、晚三餐，零食，大概的饮水量,可拍照或文字记录。

十、本节课小结

（1）通过小游戏和回忆上节课教师的名字、着装、授课内容,为大脑热身。

（2）从图片记忆法的原理和使用方法入手;过渡到"关注—闪存—关联"记忆法的应用及课堂演练。

（3）从实际生活中提炼理论知识,生动形象地解释记忆位置和记忆习惯。

（4）介绍健康的日常饮食以及常见的不健康饮食。

（5）布置家庭作业。

十一、给教师的建议

本节课开始展开具体认知训练内容,难度逐渐加大,不能仅提问积极的学员,需要关注回答问题不积极的学员,适当引导,切勿以过大难度的问题使学员觉得无法回答,增加抵触情绪。

老年人刚接触图片记忆法,可能需要些时间才能进入状态。有些老年人的答案都是一样或者雷同,鼓励老年人发挥想象力,以合理的逻辑思维大胆地展开奇思妙想。

第三课　归类法和人名记忆

◆ **关键词/目标**

◇ 复习第二节课的内容（10 分钟）

◇ 检查家庭作业（10 分钟）

◇ 掌握归类记忆法（15 分钟）

◇ 人名记忆的策略（15 分钟）

◇ 压力管理（20 分钟）

◇ 健康睡眠（15 分钟）

◇ 布置家庭作业（5 分钟）

一、复习第二节课的内容

（1）回忆第二节主讲教师的姓名、着装，内容参照第二节课的要求。

（2）回忆第二节课的要点。为了活跃气氛，可采用问答的形式来询问学员是否记得第二节课堂的授课内容。建议请多个学员逐一回答问题，请学员尽量按照课程的顺序来回答。如果学员记不住顺序，主讲教师可给予学员提示。

（3）回忆上节课教的图片记忆法。

问题 1：大家知道图片记忆法为什么能帮助记忆？

回答：图片中包含大量的信息，一幅画等于 1 000 个词。

问题 2：使用图片记忆法要注意什么？

回答：画面离奇、可以发散思维、充分发挥想象力、需要采用适合自己的方法。

（4）回忆"关注—闪存—关联"记忆法，继续让不同的学员来回答。

问题 3：什么是关注？

回答：集中注意力、仔细观察。

问题 4：什么是闪存？

回答：把事物图像化，在大脑中形成快照。

问题 5：什么是关联？

回答：联系或连接的画面。

问题 6：使用"关注—闪存—关联"记忆法需要注意的要点是什么？

回答：特定的意义，如形状、外观、用途；可以超现实，但需要有一定的逻辑性，不能随意设置。

问题 7：使用"关注—闪存—关联"记忆法能给我们带来什么好处？

回答：可以加深印象，为回忆提供线索。

（5）让学员回答第二节课的词对：

马—_____。

树—_____。

汽车—_____。

扳手—_____。

（6）让学员应用图片记忆法，完成日常任务的练习（引自附录一讲义10）：

（1）买衣架，买生日蛋糕。

（2）给遥控器换电池，给孙女预定1个草莓蛋糕。

（3）买狗粮,给植物浇营养液。

（4）去居委会拿老年节礼物,买8粒大衣扣子。

【参考答案】

（1）买衣架,买生日蛋糕:**用衣架夹上生日蛋糕。**

（2）给遥控器换电池,给孙女预定1个草莓蛋糕:**草莓蛋糕上插满了电池。**

（3）买狗粮,给植物浇营养液:**狗粮当成营养液铺在植物根部。**

（4）去居委会拿老年节礼物,买8粒大衣扣子:**在礼品盒子里放8颗大衣扣子。**

问题8:如何应用记忆位置?

回答:固定的位置放置固定的物品,便于在日常生活中快速找到常用物品。例如,在一个方便的地方(如门厅)钉一个钉子,每次开门后将钥匙挂在钉子上。请学员叙述回家后自己是如何设置记忆位置的。

问题9:什么是日常规则?

回答:在日常任务中要建立一套特定的方法规则,经过反复操练后,都能驾轻就熟。

问题10:请学员回答第二节课提到的出门经常要带的东西。

回答:可用4个字来说明:_____。如果学员一时回答不出,可提示"伸手",希望通过提示能够使学员回忆起**伸手要钱**(即身份证、手机、钥匙、钱包,每样物品名称第1个字的谐音)。

（7）复习第二节课的另一个重点授课内容:健康饮食。可询问学员下述问题:

问题11:每天要喝多少水?

回答:每天喝6~8杯水让人有饱腹感,而且也是人体需要的量。

问题 12：怎么样方便喝水？

回答：将水放在随手可取的地方。

问题 13：不爱喝水怎么办？

回答：原味气泡水最佳，或泡有新鲜蔬菜水果的水，可依据身体情况酌情选择。

问题 14：选择吃什么样的小零食？

回答：低热量、健康的小零食。如奶制品、新鲜水果、加工简单的坚果。

问题 15：营养物质的种类有哪些？

回答：脂肪、蛋白质、碳水化合物、纤维素、益生菌。

问题 16：食物采用哪些烹饪方式更健康？

回答：推荐清蒸、白水涮煮、少油炒制等无油或少油的方式，尽量少用煎炸烤的烹调手法，可以用胡椒、八角、辣椒粉、咖喱粉等调味。

大家还需要关注食物的摄入量，常见的问题是营养物质或热量的不足与过量。询问学员上完课后，是否对饮食结构或烹饪方法做了调整或改变。

每个人回答一个问题即可。如果有些学员不主动表示想要回答问题，主讲教师也可以主动提问，让更多的学员能参与课堂的互动，增强学员回答问题与沟通的自信心。如果主讲教师每次课只邀请几位积极发言的学员回答问题，那么其他学员的注意力可能会分散，达不到预期的课堂效果。

在问答的互动环节，主讲教师提出的问题应不限于本指南提出的问题，本次课堂授课的主讲教师可以按照第二节课的教案自己设计问答题。

二、检查家庭作业

1. 了解学员在家练习情况

（1）助手收集学员上周课后常规练习的学习册，了解学员在家练习的情况。

（2）让学员讲述自己是如何用图片记忆法记住 5 部电影名字的，学员在自己的脑中构建了什么样的图片（引自附录一讲义 11）。

授课团队的参考答案可如下：

《三毛流浪记》——头上只有三根毛的小孩想象自己能饱饱地吃一顿。

《芙蓉镇》——开满粉色芙蓉花的小镇。

《湄公河行动》——湄公河上有军人在执行任务。

《高山下的花环》——高山的脚下有女童在编织花环。

《桃姐》——卖水蜜桃的年轻女子。

（3）随机指定一位学员，问一下他（她），他（她）所在小组的组长叫什么名字，其他小组的组长叫什么名字；然后让他（她）随机指定一位学员，问这个学员是否知道自己的姓名。如果对方不知道，他（她）应该如何让对方印象深刻地记住自己的名字。

（4）请每个小组派一位学员作为代表，讲述自己昨天一天都吃了哪些食物和喝了多少水，然后请另外一组的代表点评这个学员一天的总能量、脂肪、蛋白质、碳水化合物、蔬菜、水果以及烹饪方式等方面，其中的可取与不足之处都有哪些。

2. 手指操

内容参照上一节课。在课堂上带领全体学员练习两遍。

三、掌握归类记忆法

归类记忆法是一种简单、易用的记忆技巧，是很多记忆方法的基础,可在日常生活中运用。归类记忆法按照样式、构造、功能等分组方式管理信息,能够帮助提升记忆能力,这个方法需要知识材料的累积。许多成功人士在记忆时也多采用这种方法。当交给他们一项记忆任务时,他们会立即将信息分类或者赋予一定的含义,以便更容易记住。对于没有条理的人来说,虽然他们同样非常努力地工作,但他们的工作效率却相对较低。

大脑在接收到外界信息后,会按照已存在的神经网络将外来的信息整理分类。记忆专家采用的分组策略,通过将一堆无序的信息按照共性分成更小的独立组群来分类。这种方式很实用,特别在日常生活中,当我们需要到超市或者商场采购一些物品而且没有时间写购物清单时,与记住 5 个独立且不相关的物品相比,记住"2 种水果和 3 种蔬菜"的方式更有成效。具体的方法:首先了解所有要记住的物品,然后按照共性分类,再将每一个物品放入对应的类别。

训练 1 下列物品如何分成 2 类或 2 组(引自附录一讲义 12)水、手提包、可乐、钱包。

【参考答案】可以按照"饮料"和"放钱的东西"分类,也可以按照"固体"和"液体"分类。

训练 2 对更多的物品使用分类记忆法和图片记忆法来记忆(引自附录一讲义 13)

1 分钟记忆以下物品:

锤子、胡萝卜、高尔夫俱乐部、球拍、篮球、生菜、黄瓜、螺帽、番茄、蝙蝠、钉子、扳手。

1 分钟后请一位学员回忆,看看正确率如何。

主讲教师讲解分类记忆法的运用步骤。

第一步:归类,先把所有文字读一遍或者几遍,然后想象分组或分类的方式。

第二步：视觉化,想象脑海里这些物品的图像。

第三步：回忆,记起每样东西。

提问 2 位学员,了解他们是如何分类的。

主讲教师告诉学员自己是如何分类的。

【参考答案】将 12 种物品分成 4 类,①与运动相关类：高尔夫俱乐部、球拍、篮球;②工具类：锤子、扳手、螺帽、钉子;③蔬菜水果类：胡萝卜、生菜、黄瓜、番茄;④生物类：蝙蝠。

不建议学员将类别分得过细,这会增加记忆的负担和难度。

训练 3(巩固练习)　给学员 30 秒时间,使用分类记忆法和图片记忆法记忆下列物品(引自附录一讲义 14)。

烤箱、跑车、鹰、微波炉、电话、飞机、麻雀,传呼机、汽艇、搅拌机、传真机、鸵鸟。

PPT 翻页后询问学员是否还记得这 12 种物品,记住了几个?是采用何种分类方式?

【参考答案】将 12 种物品分成 4 类,①交通工具类：跑车、飞机、汽艇;②通信工具类：电话、传呼机、传真机;③鸟类：麻雀、鸵鸟、鹰;④厨房用具类：搅拌机、微波炉、烤箱。

注意力练习

在高强度的思考和训练之后,请学员放松心情,然后让学员看 PPT 的图片,图片中有很多姓氏(见图 3-1),可以是单独的一个字,也可以将几个字合成一个姓氏,请大家来找一找都有哪些姓氏。

也可以发数字图,让学员在其中找单个数字如 3,或成串的数字,如 89(见图 3-2)。

如果需要复杂一些的训练,授课团队可以按照已有工具包中的材料式样自己设计。

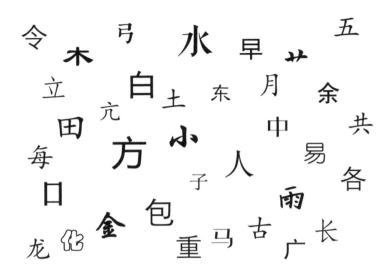

图 3-1　姓氏图（引自附录三图 7）

2537<u>18</u>9378125633997689486284
7182190695730896756714538892
3719268915178357145851596416

图 3-2　数字辨析（引自附录三图 8）

四、人名记忆策略

人名的记忆对于良好的社交是十分必要的。认知障碍早期的患者最主要的一个特点是记不住人名，或者叫不出熟人的名字。当然也有年轻人会说自己也常常记不住新朋友的名字，常常忘记老朋友的名字。同样，人名记忆也有一定的技巧。

教师展示图片(见图3-3),主讲教师请大家用2分钟时间尽量记住图中的所有细节(事先不告诉学员需要记忆哪些细节)。计时结束后,向学员提问:图片的名称是什么? 图中出现了几个人物? 图中人物的名字和颜色分别是什么? 人物的衣着和表情怎样?

图3-3　人脸-人名记忆(引自附录三图9)

此时主讲教师会发现学员记住的细节并不多,而且每个学员记忆的细节也都不同,主讲教师向学员讲解如何利用相关性/关联性来记忆。

(1)颜色与情绪对应:害怕对应紫色,愤怒对应红色,厌恶对应绿色,忧郁对应蓝色、快乐对应黄色。

(2)名字与面部表情对应:怕怕的神色是害怕,怒怒正在发怒,乐乐表现很开心等。

(3)记住面孔及身体特征:五官、身材、毛发、瘢痕、雀斑、痣等。

(4)进而将名字转化为记忆:面部特征与转化的名字相关联。

现在要求学员不看图片,再次回忆主讲教师讲解过的问题,通常学员可以记住更多的细节。

记住名字虽然有一定的技巧，但无法通用，因为有些人的姓名看似并没有明显含义，为它们构建关联是件困难的事情。对于罕见的名字，可以通过修改名字让它听起来具有意义，或者稍微改变名字让它们听起来像某个熟悉的事物来给名字赋予含义。比如，魏智灵听起来像位置灵（上海话位置很好的意思）。值得一提的是，关联事物或者物品的发音不需要和姓名完全一样，它只需要能足够唤起您的记忆即可。以下是一些范例：

（1）发音相似（当地语发音）：王世金（秦始皇）、黄幼军（望远镜）、刘观昶（刘关张）、王福新（福星）。

（2）有关联意义：陈美佳（佳美洗衣粉）、王琦（黄芪）、李渝梅（重庆）、卞少谋（少将参谋）、朱新华（新华社）。

可以让学员回忆一下上一节课是如何向别人介绍自己的姓和名，请学员分享自己的经验和想法。

生活中还有其他窍门可以帮助我们记住他人的名字。在练习过程中，引导学员说出他们自己平常用来记忆新名字的方法。主讲教师可以将学员记忆名字的技巧进行总结，同时主讲教师也把自己总结的技巧和方法分享给学员。

1. 记忆技巧总结

（1）形成关联和形象，将名字改成听起来熟悉的事物。在社交或工作场合，采用哪些方法可以帮助您记住一个新认识的人的名字？

（2）在交流过程中重复对方的名字：您大声地重复对方的名字，如果有错误，对方会及时更正。如"很高兴认识您，张晓晨"或"我听到的名字正确吗？李国庆"。

（3）如果遇到罕见字，请求对方把字拼写出来或者重复一下，也可索要名片。

（4）当您看到对方面孔的同时，想象对方名字的拼写法，说说为何对方的名字让您想起同名的其他人。

（5）当您试图记住对方名字的时候，顺带记住对方的其他细节，比如他从事的职业，这为唤起您的记忆提供了另外一条线索。

（6）告别的时候，复述对方的名字，或自言自语地说出对方的名字，然后回想您建立的关联或形象。把名字和人物个人信息关联（单位、地址等）、职业（收银员、司机、教师、医生等）、把人和一件有相似名字的物品或地点关联。

介绍人名记忆的一些策略和方法后，可以询问学员以前是否应用过这些方法，是否做过总结。学员是如何记住成百上千个人的姓名，如何区分相近的名字（如陈丽权、陈梅霖、陈宗维），是否可以在当下的场景来记忆现在课堂上学员的名字。

主讲教师可以使用一些陌生人的面孔或者报纸杂志上的照片来做练习。要求每位学员从报纸杂志中截取面孔清晰的照片5张，然后将照片贴在白纸上，每张白纸贴一张照片。针对这项练习，主讲教师及助手在上课前需要准备一些旧杂志、白纸和胶水、记号笔。为每个学员发2张照片，让学员为照片中人物挑选姓名，写在照片下方空白处。请向学员举例说明，确保每位学员理解这项练习，然后把大家分成每组2~3人。用几分钟时间来交流各自的照片和姓名，然后，各自在心里默记这些名字和面孔。尝试使用今天学习的记忆技巧。

让我们花5分钟时间来讨论记忆这些面孔和名字：

第一步：仔细观察面孔和名字。一般情况下，当我们结识一个新朋友，我们通常会按照以下常规做。对方会和您握手，说"很高兴认识您"，我们会认真地听他的名字，但我们不会仔细看他的面孔。以后，当您结识一个新朋友，您应该仔细观察对方的面孔，找出面部特征。集中注意力在面部特征上，比如浓眉、大眼、小/大鼻子、国字脸，促使自己真正观察了面孔。

　　第二步：通过图像法或故事法关联面孔和名字。如赵茜华——"照千华"，姓名相近的名人/熟人（曾华倩、李华倩）。

　　第三步：通过照片回忆名字。

　　第四步：练习关联名字和面孔。首先确保您在认真地听，记住并思考了这个名字，这就是关注。然后，在脑海里为名字和面孔各创造一幅影像，保存在脑中来帮助记忆，这是使用闪存的方法。最后将名字影像和面孔结合成一幅图像，完成关联。学员练习用"关注—闪存—关联法"来记忆 2 个人的名字和面孔。

　　2. 看图猜人名

　　展示一张图（见图 3 - 4），图中有 10 个图案，对应 10 位著名的人物，请学员尝试回答人名。

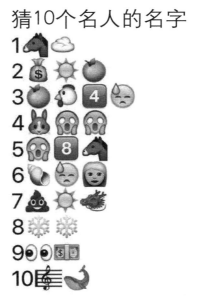

图 3 - 4　看图猜人名（引自附录三图 10）

五、压力管理

在短暂的放松后，询问学员是否记得第二节课的健康大脑的四大要素。这节课的这个环节要告诉学员如何降低压力。

询问学员：平时会感觉到压力吗，都是哪些压力，是如何化解压力的？

压力其实是无处不在，每个年龄段都有各自所需要承受的压力。青少年有学习的压力，中青年有工作及养家糊口的压力，老年人有疾病和收入下降的压力。压力虽然是前进的动力，但压力过大或者长期慢性压力可给人体带来非常多的坏处，如降低记忆能力，导致身体疾病如心跳加快、脱发、失眠、免疫力下降，白天精力不足、注意力不集中等。减轻压力对人的健康非常重要。

减轻压力提示：

（1）降低压力的常见做法是定期做运动（如瑜伽、步行、太极、普拉提）。

（2）放松或放慢节奏（听音乐、冥想、呼吸、按摩、白天短暂休息几次等）。

（3）开阔眼界（读书、看电影等）。

（4）设定合理现实的期望值。

（5）社会交往（聊天、聚餐、旅游）。

（6）良好的睡眠习惯或寻求外界帮助（社会团体或医生）等。

在面对一项任务时，提前做好准备，可以有效缓解压力和焦虑情绪。比如您明天计划在一个陌生的地方与朋友见面，必须一早到达约会地点，您该如何做才能避免赶时间（可以提前做好行程计划：查好路线、准备好出门的物品）。应用我们课程教授的记忆方法可以帮助学员一次记住所有需购的物品，省却时间和减少麻烦（如使用备忘录或小本子）。

在这节课中,主讲教师会指导大家做一些可能以前不常用到的放松方法。

方法 1 尝试简单的呼吸练习(引自附录一讲义 15)

在教师引导下,完成练习。

坐在椅子上,身体前倾,手臂松弛地悬在身体两边。

眼睛先向前平视,然后闭上。

挺胸,深吸气。

请用腹式呼吸,并数数字"一、二、三、四"(缓慢地说出每个数字,间隔 1 秒)。

先屏住呼吸,然后收腹呼气,边数字"一、二、三、四"。

重复这个动作 3 遍。

方法 2 有效的深度呼吸练习方法(引自附录一讲义 16)

主讲教师或者助手需要花几分钟时间引导学员完成这个练习。

舒适地坐在椅子上,用鼻子缓慢地吸气。

想象空气进入鼻腔,慢慢地流入您的胸腔,使您的胸腔膨胀。

然后慢慢地从鼻子呼出气体,想象气流慢慢地上升,通过胸腔到鼻腔;最后气流离开您的身体。

缓慢地重复上述动作数遍,持续几分钟。

方法 3 身体扫描法(引自附录一讲义 17)

可以由主讲教师带领学员练习,也可以由助手带领。播放轻柔、舒缓的音乐(或者为海浪、虫鸣等自然的声音)。请大家以舒适的姿势坐在椅子上,让肌肉处于放松的状态,让学员随着音乐中的指导语或者教师/助手的指导语完成身体扫描法。本方法可缓解压力和帮助睡眠。

指导语内容:

闭上您的眼睛,先深吸一口气,然后慢慢吐气。

将注意力集中在您的头和头皮,想象正在释放压力。

将您的注意力慢慢地转移到面部肌肉,并释放压力。

让放松的感觉逐步延伸到您的颊部和下巴,再往下延伸至颈部和肩部,释放压力,保持缓慢的深呼吸。

有节奏地继续向下放松您的上肢、手、腹部、背、臀部、腿和脚趾。

继续保持深呼吸2分钟,让您的身体随着每次呼吸释放更多的压力。

通过2~5分钟的放松后,可以从课堂上得到反馈:让学员交流"身体扫描法"的感受。主讲教师或者助手也可以帮助学员选择App中的身体扫描法的音频。

方法4　渐进式肌肉放松法(引自附录一讲义18)

学员和主讲教师(助手也可以)一起练习渐进式肌肉放松法。

首先收紧您的脸部肌肉,包括您的前额、脸部、嘴巴和上颈部的肌肉,然后放松全身各处的肌肉。

在放松的同时说出声来。告诉自己:脸部放松了、嘴巴放松了等。

重复以上收紧-放松的动作。

轻轻地转动头部,同时有意识地收缩-放松颈部肌肉,肩部肌肉收紧-放松。左臂肌肉收紧,从肩部到手指头,不要握紧拳头或把手臂举起来,然后收紧右臂,再慢慢放松。

轻轻地收紧胸部和腹部的肌肉,不要屏住呼吸,然后慢慢地放松。

轻轻地收紧左侧臀部肌肉,再慢慢放松。

轻轻地收紧左腿肌肉从小腿到脚和脚趾头,再慢慢放松。

轻轻地收紧右边臀部肌肉,慢慢地放松。

轻轻地收紧右腿肌肉,从小腿到脚和脚趾头,再慢慢放松。

当您的肌肉不再紧张了,有意识地将注意力重新回归您的腿部、腹部、胸部、手臂和脸上。

以上的放松方法可以选择一个或多个练习。

六、健康睡眠

几乎所有的生物都需要睡眠。哺乳动物、鸟类、鱼类,甚至苍蝇都需要睡眠。人的一生大约有 1/3 的时间处于睡眠状态,按寿命 75 岁计算,约有 25 年处于睡眠状态。没有睡眠,就不可能学习。睡眠不足会导致疲惫、注意力不集中,使学习和工作效率降低。

受身体功能改变或疾病的影响,老年期睡眠呈现以下特点:总睡眠时间减少,深睡眠(3～4 期慢波睡眠)时间明显减少,睡眠觉醒次数明显增加,每个睡眠周期间的清醒时间延长,相对多梦、快动眼睡眠时间基本保持。

许多人存在失眠的状况。失眠有 3 种类型:睡眠初期(难以入睡)、睡眠中期(经常半夜醒来)和睡眠末期(早醒)。失眠的主要原因有以下几种。①物理原因:时差、倒班、吵闹的环境;②心理原因:压力,如工作压力,丧失亲人;③生理原因:发热、多尿、肺部疾病、心血管疾病、内分泌疾病;④心理疾病:抑郁症、焦虑症;⑤药物原因:酒精、咖啡因、中枢神经系统相关药物、尼古丁和激素等。

询问学员如何保证自己的睡眠质量。

拥有良好的睡眠需要做到 3 点:有规律的作息时间,有良好的睡眠环境,适度运动;同时要避免 3 点:不过饥不过饱,不喝酒、不喝咖啡或茶、不吸烟,不过度午睡。

失眠可以通过非药物疗法或药物加以改善。改善失眠的非药物主要办法:①保证良好的睡眠:如上所述;②尝试放松治疗:渐进肌肉放松法；③使用行为治疗：睡眠自控法、睡眠限制法等；④心理治疗：抑郁症、焦虑症的认知治疗等；⑤其他治疗：处理身体问题。

有失眠情况的学员也可以尝试中医穴位按摩，可按摩内关、神门、大陵等穴位（见图3-5），由主讲教师演示。

1）内关穴

（1）位置：先攥一下拳头，可以看到手部有两根筋，内关穴在这两根筋中间，然后放松手指，在腕横纹上2寸、两根筋中间的点就是内关穴。

（2）按摩方法：一只手的4根指头握住被按摩的前臂，使这只手的大拇指垂直按在内关穴，指与两筋平行，以指尖（指甲要短）有节奏地按压并配合一些揉的动作，拇指用力点压1～2分钟，再揉按1～2分钟，交替进行，每次按摩时间控制在5分钟左右。

（3）作用：按压内关穴帮助入眠，可调节自主神经，有抒压、解除疲劳、改善胸痛、心悸、盗汗、舒缓腹胀感、治头晕目眩的作用。学员在主讲教师和助手的指导和帮助下找到穴位。

2）神门穴

（1）位置：神门穴位于腕部，腕掌侧横纹尺侧端，尺侧腕屈肌腱的桡侧凹陷处，便于学员自己定位的方法：手腕横纹处，从小指向下延伸，至手掌根部末端的凹陷处。

（2）按摩方法：①点压法：以拇指，稍用力向下点压对侧手臂的神门穴，压力保持不变，继而旋转揉动，以产生酸胀感为度；②点按法：用拇指点按神门，点按一下，松一下，反复做几个八拍，此法治疗失眠疗效很好，可以在睡前操作；③按揉法：用指关节按揉，稍稍用力，每次按揉3～5分钟，两侧都要按揉。

（3）作用：帮助入眠，调节自主神经，补益心气、安定心神。

3）大陵穴

（1）位置：桡侧腕屈肌腱与掌长肌腱之间，位于腕掌横纹的中点处。

（2）按摩方法：首先，用左手拇指尖端按压右手大陵穴，垂直用力，向下按压，按而揉之；其次，屈伸活动右手腕关节，让刺激充分到达肌肉组织的深层，产生酸、麻、胀、痛、热和走窜等感觉，其强度应以患者能耐受为度。持续 20～30 秒后，渐渐放松，再轻揉局部，如此反复操作。左右手交替进行，每次每侧穴按压 5～10 分钟，每日 1～2 次。

（3）作用：清热宁心，通经活血。

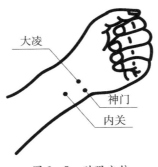

图 3－5　助眠穴位

请学员跟着教师一起做手腕按摩操：第一节：按压内关穴；第二节：按压神门和大陵穴；第三节：按摩旋转手腕；第四节：拍打手背；第五节：按摩手背（引自附录一讲义 19）。重复按摩各穴位 3 遍。

七、布置家庭作业

（1）微笑训练（每天），做手指操（每天），写毛笔字（每天写 3 页），做运动（每天 15 分钟）。

（2）练习记住这一周新结识朋友的名字，或者练习记忆街道工作人员、社区卫生中心医护人员的名字,记录一下自己采用的记忆方法。

（3）到超市或者商店购物时运用分类法记忆购物清单。

（4）早晚各做一次肌肉放松训练。

（5）找词游戏:找出图中包含的成语、植物(见图 3-6,引自附录二练习 1)。

取	长	补	短	青	山	绿	水	风	葵
热	载	舟	覆	舟	会	机	万	理	日
火	朝	发	夕	至	面	朝	大	海	向
朝	气	小	置	之	死	地	而	后	生
天	蓬	风	转	无	西	理	不	之	置
欲	勃	有	危	吊	兰	子	君	大	身
够	听	含	为	桃	花	合	百	菜	事
信	语	羞	安	雨	梅	万	年	青	外
薰	衣	草	风	信	子	再	三	再	四
和	风	细	雨	小	语	冷	言	冷	季

图 3-6　找词游戏

八、本节课小结

（1）通过小游戏引出本节授课内容。

（2）复习第二节课内容,并相应延伸此节课的记忆方法。

（3）利用生活中的物品学习分类记忆法,运用图片等工具学习"关注—闪存—关联记忆法"。

（4）用基于图片、谐音等方法以及以适当技巧记住他人的名字。

（5）利用放松肌肉到压力管理，且当堂演示。

（6）强调了健康睡眠的重要性，对如何改善睡眠提供了一些可操作性的方法，并布置了家庭作业。

九、给教师的建议

主讲教师需要了解和熟悉前几节课的内容及家庭作业，要学会将本节课教授的新知识与学员已学知识相结合。在讲解知识点时，要引导学生多思考和主动发言。主讲教师在传授健康知识时，要学习和掌握这个知识点的最新动态，不要照本宣科，主讲教师在准备课件内容时要与时俱进。一堂课下来，尽量让每个学员都有发言的机会，学员每次发言的时间不宜过长，提示学员用精练的语言回答问题（过长且无趣的发言会使其他学员注意力转移）。

第四课　句子记忆法和故事记忆法

◆ **关键词/目标**

◇ 自我介绍（5 分钟）

◇ 回顾第三节课及课后作业练习（10 分钟）

◇ 专注力训练（10 分钟）

◇ 句子记忆法、故事记忆法的讲解与练习（15 分钟）

◇ 大脑热身：扑克牌闪记、24 点、数独游戏时间（15 分钟）

◇ 舌尖效应（15 分钟）

◇ 身体锻炼（运动的窍门、适合的运动）、阻力带训练（15 分钟）

◇ 布置家庭作业（5 分钟）

一、自我介绍

在这个环节中，如果是同一位授课教师完成整个训练课程，说明学员和老师应该彼此之间很熟悉了。建议主讲教师和学员以老朋友见面的方式打招呼。教师应该叫出多数或者全部学员的名字。可以过去一周中发生的事情用聊天的方式作为开场白，以第三节课的家庭完成情况作为谈资，将学员注意力集中在自己身上。

主讲教师可以询问学员第二节课和第三节课自己的衣着打扮，衣服的颜色和款式（开衫还是套衫，正装还是休闲装，有没有小配件，运动鞋还是皮鞋等）与这次上课时有什么不同。主讲教师也可以在学员面前展示一下自己的记忆力和观察力，说出在座中一两位学员前两次上课时谈到的话题,当时这两位学员的穿着,背包的颜色等,既可以拉近与学员的关系,也可以让学员留下深刻的印象。

如果本节课主讲教师不是前三节课的主讲教师,且本次主讲教师之前也未在前 3 节课程中出现,则应该向学员做自我介绍。或者虽然不是前三节课的主讲教师,但以教师团队成员身份出现过,可采用以下方式:

(1)先询问一下学员是否认识自己,如果是认识的,那么是在哪一节课出现的(课程前授课团队介绍中应该出现并介绍过自己)?还记得自己的名字吗?如果有学员说记得,或者说出教师的名字,可以让学员说一下是如何记住名字的。如果没有学员记得本次主讲教师的名字,主讲教师就应做自我介绍,并告诉学员如何记住自己的名字。

(2)再问一下学员第三节主讲教师的姓名,当时教师穿什么颜色、什么款式的衣服,老师穿着上的细节是否引起学员关注了等。主讲教师可以展示第三节课授课老师讲课时的照片。

(3)将学员的注意力引回到第三节课的教学内容上,回忆第三节课老师的授课主要内容,引出课堂复习部分。

二、回顾第三节课内容及课后作业检查

1. 第三节课内容要点回顾

(1)归类记忆法:按照样式、构造、功能等分组管理信息的方式能够帮助您提升记忆能力。归类是去芜存精,相应减少材料,缩短学习时间,提高记忆效率。归类的标准不是单一或局部的,它需要我们在学习中根据实际情况来确定。

(2)人名记忆法:顾名思义就是对他人姓名的记忆。这个方法的主要技巧就是运用联想,除了对名字面理解外,可以将人名与

该人的面部特征、职业、单位、个人爱好、习惯以及第一次见面的场所、情景进行联想,加深对名字的记忆,就可以牢牢地记住。授课教师可以列出三四个人的名字,让学员说一下可如何记忆。也可以让一组学员的代表说出另外一组学员的姓名(在这个环节前,助手应该收掉各学员位子上的姓名牌)。

(3)压力管理和睡眠健康:询问一下学员在过去一周内是否有因为压力问题导致睡眠障碍;如果有,学员又是如何解决的。

(4)手腕按摩操:可以找一两位学员为其他学员展示一下如何在自己的身体上找到穴位的位置。

2. 第三节课的课后作业检查

首先让学员说一下第三节课学习了哪些新知识点,然后选择2~3名学员讲一下第三节课学到的知识,对学员日常生活的影响,回家后是否将课堂学习的知识应用到实际生活中去了。如果应用了,又有什么感想和收获?

(1)检查课后作业。主讲教师可以让几位学员讲述课后作业的完成情况,也可以请助手将学员在微信群中上交作业的情况做个分析,还可以在这个环节对学员完成的课后作业中出现的问题给予解答。主讲教师应该对活跃的学员表示感谢,与学员一起分享完成作业的喜悦感及成就,同时也着重强调完成课后作业对学员自身日常生活及能力的提升和帮助作用。对没有完成作业的学员,要表示理解,但也要说明和指出课堂上布置的课后作业可以融汇在日常生活中,不要把课后作业当成负担,也不需要在生活中特别安排出一个时间段来完成。另外,也不强调每次课后作业只能完成前一次课程的内容,如果能在日常生活中完成第一节和第二节的课后作业也是有成就的,也是认可的。课后作业布置的目的在于让学员在学习和了解新技术、新手段、新方法时要如何学会使用这些手段或者方法。一旦学员能够熟练使用它们,就可能给日常生活提供帮助，也达到教师授课和学员参加训练课程的目的了。

（2）检查学员们上节课的家庭作业——找词游戏（见图 3 - 6）。挑选几名学员说出自己的答案，并让其他学员补充。在思考之余增加锻炼了他们的专注力。

【参考答案】

成语：取长补短、青山绿水、和风细雨、冷言冷语、朝发夕至、热火朝天、朝气蓬勃、载舟覆舟、再三再四、置身事外、置之不理、转危为安、置之死地而后生、日理万机、面朝大海。

植物：兰花、风信子、万年青、桃花、梅花、向日葵、吊兰、薰衣草、百合花、君子兰、含羞草。

（3）做一道归类法题目的练习。为学员们展示题目内容，让学员们采用第三节课教授的归类记忆法记忆题目中列举的物品，限时 2 分钟。（这是练习不是考试，学员们要加强练习，不要拍照。）

归类法练习（引自附录一讲义 20）

试着用归类法记住下列单词：

笛子　黑板　　橡皮

钱包　梳子　　手机

钢琴　手电筒　歌曲

钥匙　牙刷　　笔记本

记忆时间结束，依次挑选 5 名学员。先由第 1 位学员回答问题：请问您运用归类记忆法将这些物品分为哪几类？ 当回答不全时可稍做提示，以完成分类物品的任务。再由第 2 位学员回答问题：第一类物品有哪些？ 若回答不全，可给予提示。再依次让第 3 位、第 4 位、第 5 位学员继续回答剩下的 3 类物品，并一一列举。并展示答案，完成全部题目。如果第 3 位或者第 4 位学员回答正确，停止继续提问。主讲教授做总结：归类记忆法的好处在于通过归类达到厘清思路,抓住重点,缩小记忆的范围,达到方便记忆的目的。

【参考答案】

音乐/乐器类:笛子、钢琴、歌曲。

文具/学习相关:黑板、笔记本、橡皮。

日用品:牙刷、梳子、手电筒。

出门物品:钱包、钥匙、手机。

(4)微笑练习:第一节课就教授学员练习微笑,前几节课的课后作业均有微笑练习环节。在整个课程进行到一半后,需要对学员常规的课后练习予以考核。可以让1名学员简单地介绍自己练习微笑后的获益:改变自己的心情,特别是在心情低落的时候,尝试着微笑,可以放松身体,从而改变心情;当你感到疲惫、受打击或者压力大,看一些微笑的照片,或者看一些令人愉悦的视频或者听婴幼儿纯真的笑声,让自己做出微笑的表情,可以发现压力会减少,疲惫会减轻。研究发现经常微笑还可以增强机体免疫力、降低血压等。

(5)手指操:课堂热身作用,让学员跟着音乐和主讲教师及助手一起做操。

(6)毛笔字:在这节课上可以让助手展示一下微信群或者学员交上来的毛笔练习作业。挑选认真完成作业的学员,让他/她回答一下写一页毛笔字花费的时间,对写毛笔字的感受等。其实每个人的性格爱好不同,不能完成字帖练习的原因不是没有时间,大概率就是没有兴趣。主讲教师可以了解一下课堂上哪些学员对写毛笔字没有兴趣,可以建议其换用另外的方法锻炼自己的耐心,平静自己的内心,如听音乐、听戏剧、写戏剧词等。同时主讲教师要考虑到参加培训者的文化水平低或者受教育程度,选择锻炼耐心的方式,做手工也是一种替代方式。

（7）运动：让学员分享目前在锻炼的项目，包括锻炼的频率、时间、时长，锻炼后的感受。告知学员，运动锻炼项目一定要选择适宜的，在准备锻炼前建议做一次全面的身体检查，与自己的家庭医生沟通后，根据自身状况制订适宜的锻炼计划，循序渐进，而且一定要持之以恒。在锻炼时，要时刻观察自己的身体健康状况，若感觉不适，应及时停止。虽然第一节课已经讨论了身体锻炼是健康大脑的四大要素之一，但这节课仍旧可以和学员探讨一下锻炼的好处：

● 锻炼可以降低慢性疾病的风险，通过有规律的运动可以改善糖尿病患者的胰岛素敏感性，改善冠心病患者的心血管健康，还可以使血压、血脂保持稳定。

● 锻炼可以健脑，改善记忆力。国外的研究表明，运动能够刺激激素分泌，保持脑细胞增长，对预防老年痴呆也有一定的好处。

● 合理的锻炼及活动可以提高睡眠质量，纠正失眠。

● 运动可以减轻疼痛，可以使人感到快乐。

● 锻炼可以增加肌力，控制体重。通过运动的方式提高身体的代谢率，燃烧更多的脂肪能量，可以有效地减少脂肪，保持肌肉的含量，达到减肥的目的。

（8）记住其他学员的名字：这一项作业不仅仅是一种社交礼仪，让别人有被尊重的感觉，拉近人与人之间的距离，也能够锻炼自己的记忆力，是一种练习记忆的方法。

三、专注力训练

专注力是认知活动的动力功能。认知活动包括听知觉、视知觉、记忆、思维、想象、执行、反馈等活动。认知活动得以顺利开展的推动力正是专注力。

专注力训练又有哪些好处呢？能提升学习能力，提高办事效率;有效管理生活,让人心境平和,对生活充满热情,内心充满成就感,等等。

训练 1 专注力练习 1

仔细观察图 4-1,然后尝试回忆并回答下列问题。

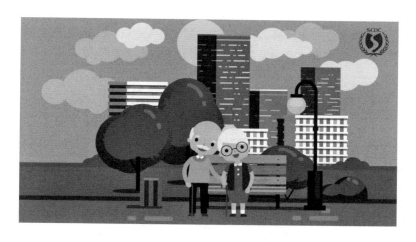

图 4-1 视觉注意力训练(引自附录三图 11)

问题:

(1)图中描述的是什么场景?

(2)天气如何?有太阳吗?

(3)请描述图中 2 位老人的衣着。

(4)背景图中有几幢房子?

(5)图中有几棵树?

(6)长凳的左边和右边各有什么?

答案:

(1)图中描述的是 2 位老人手拉手站在路边。

(2)天气是晴天,有太阳。

（3）图中老先生身穿绿上衣黑裤子,老太太穿红裙子加深红马甲。

（4）背景图中有6幢房子。

（5）图中3棵树。

（6）长凳的左侧是垃圾箱左边,右侧是路灯。

训练2 专注力练习2

快速依次说出图4-2中文字的颜色。

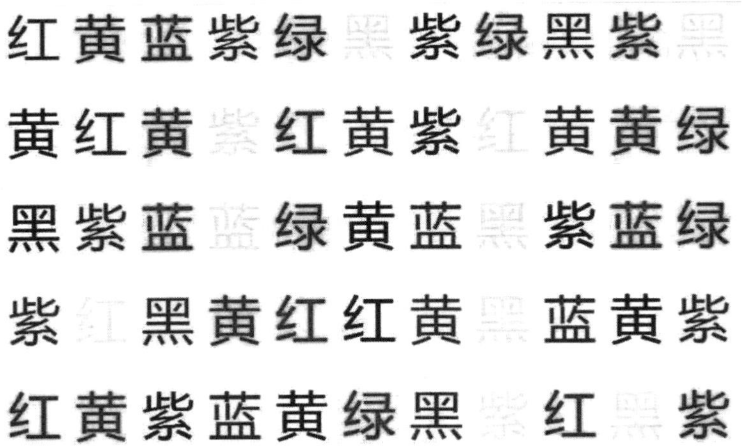

红黄蓝紫绿黑紫绿黑紫黑

黄红黄紫红黄紫红黄黄绿

黑紫蓝蓝绿黄蓝黑紫蓝绿

紫紫黑黄红红黄黑蓝黄紫

红黄紫蓝黄绿黑紫红黑紫

图4-2　文字颜色辨析(引自附录三图12)

四、句子记忆法和故事记忆法的讲解与练习

1. 句子记忆法

通过创造句子或故事把需要记住的内容或者单词串联起来达到记住的目的。操作方法如下:

（1）创造一个句子或一个故事情节包括清单上的所有内容。

（2）句子或者故事尽量视觉化。

（3）把这个句子或故事背诵几遍。

（4）记住这个句子或故事,它会触发你的记忆,记住清单中的物品。

训练3　句子记忆法练习1(引自附录一讲义21)

待办事项:

（1）买一只烧鸡。

（2）给一位生病的朋友带一束花。

（3）回复外甥的婚礼邀请。

思考后让学员编辑一段疯狂的语句,把一只鸡、一束花与一场婚礼联系起来。运用清单图片加强视觉化效果。

告诉学员,题目的答案不是唯一的,造出有利于自己记忆的句子才是最适合自己的方法。

鼓励并挑选2~3位学员陈述自己造的句子,而不是简单地将3句话读出来变成一句话,要有逻辑地将需要记忆的清单整合到一个句子里。

【参考答案】一只鸡捧着一束花来到了婚礼现场。运用图片(见图4-3)将句子视觉化,便于加深记忆。

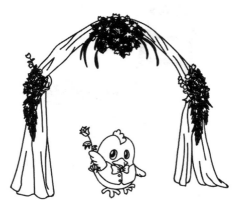

图4-3　句子法记忆练习1参考答案场景

训练 4 句子记忆法练习 2(引自附录一讲义 22)

待办事项：

(1) 给电瓶车上机油。

(2) 从银行换新存折。

(3) 将梯子归还邻居。

思考后，编辑一段话将机油、存折、梯子联系起来。

鼓励并挑选 2～3 位学员陈述自己的造句，指出方法使用不合适的地方。

【参考答案】我爬梯子时，打翻了一桶机油，弄脏了我的存折，所以我只能去银行换一本新存折。运用图片(见图 4-4)将句子视觉化，便于加深记忆。

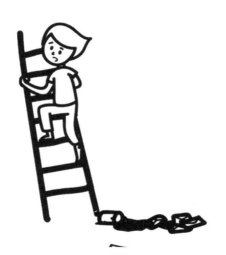

图 4-4　句子法记忆法练习 2 参考答案场景

训练 5 句子记忆法练习 3(引自附录一讲义 23)

待办事项：

(1) 更换门厅灯上 75 瓦的灯泡。

（2）为朋友购买一盒巧克力。

（3）清理垃圾。

思考后,编辑一段话将一只灯泡、巧克力与清理垃圾联系起来。如果不能够将待办事项清单中所有的物品串联成一句话,可以尝试减少清单中的物品,也可联系之前的上课内容,运用图片记忆法,将毫无关系的东西联系在一起。

挑选 2～3 位学员,鼓励他们陈述自己的造句,指出方法使用不合适的地方。

【参考答案】一只 75 瓦灯泡把家里的一块巧克力融化了,所以我把巧克力扔进了垃圾箱。运用图片将句子视觉化,以便加深记忆。

训练 6　句子记忆法练习 4(引自附录一讲义 24)

待办事项:

（1）购买回形针,购买一个馅饼。

（2）购买猫粮,清洗花园。

思考后,编辑一段话将回形针、馅饼联系起来;另外再编辑一段话将猫粮与清洗花园联系起来。

大家发现清单中物品较少时,造句就比较轻松,可以让学员从少到多,慢慢练习,最后熟能生巧。

2. 故事记忆法

故事记忆法其实是造句记忆法的扩展和延伸,有助于记住更多的物品。具体方法如下:

（1）将一些句子(单词)组合起来,成为一个故事,从而将物品联系起来。

（2）每句话与下一句话都有逻辑联系,直到将所有要记忆的事物联系在一起。

（3）尝试将故事的每个段落都视觉化。

（4）背诵这个故事，将会增强对每件物品的记忆。

训练 7 故事记忆法练习 1（引自附录一讲义 25）

大猩猩、蓝天、草地、短袖 T 恤、吉他

思考后，用这些词语编一个故事。如果很难涵盖清单里所有的物，可以运用句子法，先造句后把句子组合起来，成为一个故事。故事越荒谬，可述性就越强，就越有利编故事者对故事的记忆，也更容易让学员在需要回忆时可以很快地在故事画面中抓取需要记忆的物品或者人物。

挑选 2～3 位学员，鼓励他们讲述自己编的故事。

【参考答案】

（1）蓝天下，一只穿着短袖 T 恤的大猩猩在草地上弹着吉他（见图 4-5）。

（2）森林中的一只猩猩，在蓝天下看着一个身穿短袖 T 恤的小男孩，在草地上为他心爱的姑娘弹奏着吉他。

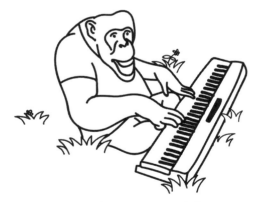

图 4-5 故事记忆法练习 1 参考答案

训练 8 故事记忆法练习 2（引自附录一讲义 26）

待办事项：

（1）购买巧克力酱和橙汁。

（2）购买橡皮和胶水为制作一个艺术品做准备。

（3）购买西兰花。

（4）购买止痛片。

思考后，把待办事项编一个故事，将上述清单中所有物品涵盖在内，故事要有一定的逻辑性，有利于记忆。如果不能包含清单中所有的物品，可尝试，由少到多循序渐进。

具体操作方法：

（1）想象每项任务中的物品名字或画面，包括巧克力、橙汁、橡皮、胶水、西兰花和止痛片。

（2）编一个故事把这些物品串联起来。

（3）从您脑海里出现第一件物品开始，不要重复。

（4）记住，故事不一定要有意义。

（5）实际上，对某些人而言，故事越荒诞越容易记住。

（6）将故事的段落在脑中形成视觉画面。

挑选 2～3 位学员，鼓励他们陈述自己的故事。故事中能够说出几样物品就说几样，不强求。

【参考答案】您发明了一种新的绘画技术。用西兰花做笔刷，蘸着巧克力酱和橙汁在纸上作画，然后用橡皮擦拭。您将自己的作品用胶水贴在墙上，由于胶水气味太浓、太刺激，闻了有些头疼，于是您吃了一片止痛片。

经过故事法记忆的概念讲解和例题练习后，学员对故事记忆法有所了解，出习题让学员练习，以加深影响。

训练 9 故事记忆法练习 3（引自附录一讲义 27）

您即将参加旅行，需要准备下列物品：

（1）带上一把手电筒。

（2）带上驱蚊剂。

（3）带一把雨伞（可能会下雨）。

（4）购买一把旅行牙刷。

（5）暂停送牛奶。

思考后，编辑一个故事将这些物品串联起来，想象这些物品，并在脑海中形成画面，反复重复这个故事，以加深记忆。

挑选2～3位学员，鼓励他们陈述自己编的故事。清单中物品能够能够说出几样物品就说几样。

【参考答案】在一个雨夜，我在山上野营，我打开手电筒打着伞去车里找防蚊水。回到帐篷，喝了一瓶牛奶，喝完牛奶后刷牙准备休息。（约3分钟）

训练10 故事记忆法练习4（引自附录一讲义28）

记忆清单：

香蕉、律师、风筝、笔记本、马、公路、背心。

思考后，编辑一个故事将这些物品串联起来，在脑海中把清单中的物品想象成画面，反复重复这个故事，以便加深记忆。

挑选2～3位学员，并鼓励他们陈述自己的故事。能够说出清单中几样物品就说几样。

【参考答案】一位律师正在度假，他穿着背心骑着一匹白马走在一条公路上。路边有几个人在放风筝，律师忽然想起还有些事情要记录，于是，他下马，取出笔记本准备记录。由于太专心了，一不小心踩到了香蕉皮，摔了个大跟头（见图4-6）。

故事记忆法需要平常多加练习，才能形成思维定式，才能真正掌握，使记忆能力得到提升。也可以自己寻找若干词语，通过编故事的方法记住这些词语，不断地缩短记忆的时间，增加记忆的词语量，经过努力你会发现自己的记忆能力潜移默化地有了很大的提升。

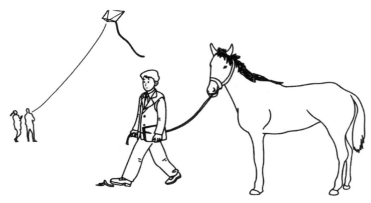

图 4 - 6　故事记忆法练习 2 参考答案

五、大脑热身：游戏时间

大脑热身游戏包括扑克牌闪记、24 点和数独。

1. 扑克牌闪记

扑克牌闪记(引自附录一讲义 29)的游戏规则：参与人员 2 名或 2 名以上，选出 1 人为记忆者，其余人为出牌者；游戏开始出牌人各自出 3 张牌，不能让记忆者看见抽出的牌，但出牌人要记住自己所出的牌。说开始时，出牌人将牌同时展现，让记忆者观察 2 秒钟，然后迅速盖住所出的牌，要求记忆者说出所有展示的牌(记忆者只需要记忆牌的数字，不需要记忆牌的花色。由出牌者判断记忆者的记忆是否正确)，依次增加每次出牌的数量分别为 4 张、5 张、6 张……直至记忆者出现记忆错误，则调换记忆者，重复以上步骤继续游戏。

本游戏的作用：锻炼参加游戏者的注意力和图形记忆能力，从而锻炼记忆的广度。什么是记忆广度？记忆广度是测定短时间内的记忆能力，是一种简单易行的方法。例如：短时记忆的容量，为 7 ± 2，是以单元来计算的。一个单元可以是一个数字、一个字

母、一个音节,也可以是一个单词、一条短语或一个句子。单元的
大小随个人的经验而有所不同。

2. 24点

任意抽取 4 张牌(称为牌组),用加、减、乘、除(可加括号,高级
玩家也可用乘方开方与阶乘运算)计算牌面上的数算,结果为 24
(引自附录一讲义 30)。

游戏规则:一副牌,抽去大小王后(初练也可以把 J/Q/K/大
小王都抽去),剩下 1~10 计 40 张牌(提示:牌面 A 为 1,J 为 11、
Q 为 12、K 为 13)。

通过例题向学员展示游戏规则。

训练 11　抽取 4 张扑克牌分别为 1、2、4、6,运用加、减、乘、除
计算,使得出的结果为 24(见图 4-7)。

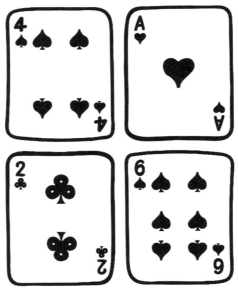

图 4-7　24 点游戏例题

【参考答案】

(1) $(4-1)×(2+6)=24$

(2) $(2-1)×4×6=24$

训练 12 24 点

(1) 抽取的扑克牌分别为 1、5、7、12。

(2) 抽取的扑克牌分别为 7、8、10、10。

挑选两位学员分别回答练习的算法。

【参考答案】

(1) ①$(5+7+12)×1=24$；②$(7-5)×12×1=24$

(2) $(10-8)×7+10=24$

本游戏的作用：锻炼游戏者的计算能力,使参加游戏者的大脑更加灵活,把枯燥的数学计算变成充满知识性、趣味性和娱乐性的游戏。

游戏过后,将学员的思绪拉回课程当中,询问他们除扑克牌外,还有哪些玩法可以对记忆力有帮助？ 刚才玩扑克牌的感受有哪些？

3. 数独

数独(九宫格)是一种运用纸和笔进行演算的逻辑游戏,是一种逻辑性的数字填充游戏。玩家须将 1~9 中的数字填进每一格,而每行、每列和每个宫(即 3×3 的大格)均需集齐 1~9 的所有数字,同一个数字不可以在同一行、列或宫中出现多于 1 次。数独题目设计者会提供一部分数字,使谜题只有一个答案(引自附录一讲义 31)。

数独练习的好处

(1) 数独可以训练专注力:培养注意力集中,严谨认真的学习态度,提高学习效率。

(2) 数独可以培训数理思维:将数字排列与数学学习相结合,

克服计算不准确或速度慢等困难,增强对数字的敏感度和数学计算能力,提高空间想象力,锻炼良好的数理思维方式。

(3)数独可以激发学习潜能通过系统的逻辑思维训练,可改善记忆力、提高反应能力,提高分析和解决问题的能力。

游戏规则

玩家需要根据$9×9$盘面上的已知数字,推理出所有剩余空格的数字,并满足每一行、每一列、每一个粗线宫($3×3$)内的数字均含$1～9$,不重复。

初学者可以从$4×4$盘面开始。

训练 13 将数字填写在格子中,使每一行,每一列以及每一个$2×2$的盒子里包含数字$1～4$(见图$4-8$,答案可参考附录二练习2)。

	1		
			2
2	1		
	4		

图 4-8 数独例题

训练 14 九宫格进阶练习

图$4-9$所示为九宫格$9×9$的练习,让助手把练习题发给学员,学员可以在课间休息时做,也可以带回家做(答案可参考附录二练习3)。

2						7	6	5
3	5		7	6	1		8	
4				2				
	1		4		3		2	
	3	2				4	5	
	4		2		5		3	
				8				3
	9		6	5	7		4	2
6	7	8						1

图 4-9　九宫格(数独)练习题

六、舌尖效应

大家一定都会遇到过这样的情况,一些很熟悉的事情,有一种"明明快想出来了"的感觉,却一时想不起来。最常见的情形是想用的字眼或词语已经到了舌尖边,就是讲不出来。路上遇到一个人,明明是认识的,却怎么也想不起来对方的姓名;或者一些平时很简单或很熟悉的字、单词或公式等,却无法记起,提笔忘字的尴尬窘境,考试过后却突然忆起。这种现象被称为"舌尖效应"。

1. 舌尖效应的原因是什么

舌尖现象是由于大脑对记忆内容的暂时性抑制所造成的,这种抑制来自多方面,比如对有关事物的其他部分特征的回忆掩盖了所要回忆的那部分特征,又如受回忆时的情境因素以及自身情绪因素的干扰等。一旦消除了抑制,如经他人提示、离开回忆困难时的情境、消除紧张情绪等,舌尖现象往往会消失。

2. 解决"就在嘴边"问题的技巧

平时多练习,借助理解记忆、多感官记忆,采取图片记忆法、故事记忆法将容易遗忘的单词或者姓名与某个丰富的场景或者特殊的事件结合起来，建立起有效的检索体系，在需要运用时候就能准确、及时地提取出来。

解决技巧举例

（1）据分类寻找词语：20世纪八九十年代家喻户晓的歌手。

（2）描述这个词想表达的意思或想法：歌声甜美。

（3）思考一下会触发记起这个词的相关信息。如果是人名，想一想他（她）的职业、年龄、居住地等。

（4）运用手势/动作可能触发你的记忆（持话筒姿势，衣着打扮）。

运用上述技巧能够较容易地缩小记忆范围，从而减少甚至达到避免"问题在舌尖"的现象发生。

七、身体锻炼和阻力带训练

第一节课的主讲老师给大家讲解了健康大脑四大元素。前几次课程除了关注记忆方法外，也介绍了健康饮食、减轻压力的方法，这节课我们会着重介绍身体锻炼，包括运动的窍门和适合的运动项目，特别适合老年人锻炼的几项运动。在介绍运动项目之前，可以让学员回答以下几个问题：

（1）什么是运动？

（2）运动的好处有哪些？

（3）您平时做什么运动？

（4）大约运动时间多久？

（5）在哪些情况下不能运动？

有意识地加强自己的身体素质，参加各种运（活）动。包括有氧运动（步行、慢跑、滑冰、游泳、骑自行车、打太极拳、跳健身舞、做韵律操等）和无氧运动（100米短跑、200米短跑、100米游泳、跳高、跳远、举重、投掷、拔河、俯卧撑、快速仰卧起坐、单杠和双杠运动等）。

（一）世界卫生组织锻炼指导（引自附录一讲义 32）

1. 6～17 岁人群

【推荐运动量】

每天中或高强度运动不少于 60 分钟，每周至少有 3 天做高强度运动，包括肌肉强化活动及骨骼强化活动。

【代表运动】

（1）中等强度运动：轮滑、骑自行车。

（2）高强度运动：跳绳、各种球类、游泳、武术等。

（3）肌肉和骨骼训练：拔河、攀岩、俯卧撑、仰卧起坐、跳远、跑步等。

2. 18～64 岁人群

【推荐运动量】

每周 150 分钟中强度有氧体力运动，有氧运动每次至少持续 10 分钟。每周至少应有 2 天进行强壮肌肉的运动。

【代表运动】

（1）中等强度运动：快步走、游泳、交际舞。

（2）高强度运动：跑步、负重远足、有氧操、快速骑车等。

（3）肌肉训练：弹力带训练、引体向上、仰卧起坐等。

3. 65 岁以上人群

【推荐运动量】

原则上与 18～64 岁人群同，如因慢性疾病无法完成，应根据自身情况有选择性地锻炼。

【代表运动】

（1）中等强度运动：步行、跳舞、游泳、骑车、高尔夫球。

（2）肌肉训练：哑铃、园艺、瑜伽、太极拳等。

（3）平衡训练：一字站立平衡、平衡移动等。

【建议】对肥胖、超重人群来说，长时间走路是最好的减肥方式，尽量少登山，不常锻炼的人慎跑马拉松；体能差者少做高强度间歇性训练（HIIT），皮肤病患者不宜游泳。

运动的好处：①增强免疫系统，增强身体素质，减少疾病的发生；②减肥；③使得精力充沛；④拥有好心情；⑤改善睡眠等。

询问一下在座学员平时做什么运动？一次运动大约多长时间？

询问学员：在哪些情况下不能运动？

【参考答案】①吃饱不能运动，要在进食 2 小时后方能运动；②天气不好不要运动；③睡前不宜大量运动；④肚子饿的情况下不宜运动；⑤头晕、发热等身体不舒服时不宜运动；⑥在心、脑、肺等疾病急性期不宜运动，康复期可以运动，强度可调整（关节炎必须要运动，运动也是康复，选择正确的运动方式（舒缓），注意锻炼前不可额外服用镇痛药避免掩盖疼痛，运动过量（约 5 分钟）。

（二）老年人运动的目标

（1）运动量：每周至少有 5 天参加运动，运动时间为 30 分钟，每次行走 7 000 步对老年人最有益。

（2）运动强度：中等强度以下（快走、慢跑、骑车、上楼梯、登山，每次持续 10 分钟），即在运动的同时还能与他人保持连贯的对话。

（3）有氧运动之一：走路，行走困难可做拉伸。运动最重要一点就是迈开腿，并不是需要很多技巧。

（4）阻力训练：每周 2 次。

（5）制订整体计划：包括有氧能力、力量、平衡能力和柔韧性。

1. 颈部伸展运动（约 5 分钟，引自附录一讲义 33）

现代人颈椎不适的较多，可以在课堂上教授学员做一个简单

的颈部拉伸活动。颈部拉伸活动前需要先做热身活动。具体步骤
如下：

（1）摆动所有的脚趾，5～10 秒。

（2）转动脚踝，左右各 5～10 秒。

（3）弯曲膝盖，左右各 5～10 秒。

（4）站立，双脚打开，与肩同宽，转动臀部，每侧 5～10 秒。

（5）来回扭动躯干，5～10 秒。

（6）转动肩部，左右各 5～10 秒。

（7）弯曲肘部，左右各 5～10 秒。

（8）从一侧到另一侧转动颈部，左右各 5～10 秒。

（9）转动手腕，左右各 5～10 秒。

（10）摆动所有的手指，5～10 秒。

热身活动后，再学习 6 个简单的拉伸动作就可以轻松地完成
颈部拉伸。

颈部的拉伸动作很简单且容易学会，在课程中由护士或者康
复师示范，教学员学习。

（1）头颈旋转：①双手下垂呈自然状态。稍微抬起下巴，注视
前方。②将头部转向右侧，保持 5 秒。③缓慢地把头部转至中心
位置，休息 5 秒；另一侧重复以上动作。

可锻炼部位：胸锁乳突肌、夹肌、肩胛提肌、斜方肌、棘间韧
带、关节囊韧带。

（2）颈部向上倾斜：①双手下垂呈自然状态。缓慢抬起头部，
使鼻尖朝向右上，注视上方，保持 5 秒。②缓慢恢复头部至中心位
置，休息 5 秒；另一侧重复以上动作。

可锻炼部位：胸锁乳突肌。

（3）颈部侧倾：①身体挺直，双手下垂呈自然状态，稍微抬胸，
肩部稍压向后下方。②缓慢地向右倾斜头部，感觉头部重量的转

移,将手掌放在头上,用手指摸耳。另一只手臂向下伸展,手指伸直,保持 5 秒。③手臂放松,缓慢地将头部恢复至中间位置,休息 5 秒,然后另一侧重复以上动作。

可锻炼部位:肩胛提肌。

(4)颈后拉伸:①双手十指交叉放于脑后。②轻微低头,保持 5 秒。③缓慢地把头部恢复至中心位置,休息 5 秒;另一侧重复以上动作。

可锻炼部位:胸锁乳突肌、项韧带、棘上韧带、斜方肌。

(5)三头肌拉伸:①身体直立,提胸,向后下方按肩部。②将右臂举至脑后,肘部弯曲,将肘部移至脑后中央,右手落在两肩胛骨之间。③左手抓住右肘部,在右肘部保持不动的同时,左手轻拉右肘部以强化拉伸。④放松肘部,另一侧重复以上动作。

可锻炼部位:肱三头肌。

【注意事项】做此动作要避免头部和颈部方向一致,使脊椎保持在一条直线上。气息均匀,不要屏住呼吸。

(6)二头肌拉伸:①身体直立,提胸,向后下方按肩部。②两手十指相扣,放在身后,挺直手臂,向内扭转腕部,使手掌尽量贴至臀肌处。

可锻炼部位:肱二头肌、前三角肌、胸大肌、胸小肌。

【注意】做此动作要避免胸部向前收拢。

知识小百科 4 - 1

运动小窍门

(1)迈开腿。

(2)人多力量大:加入运动小组,群体性健身更能坚持、有效,结合心智活动与肢体锻炼。

（3）养成习惯,持之以恒,循序渐进。

（4）适合运动的时间：下午 4～6 点。

（5）适合老年人的运动：太极拳、八段锦、步行、瑜伽、游泳、重量训练。选择自己喜欢的运动,养成习惯持之以恒,才能得到自己想要的效果。

2. 阻力带（弹力带）训练（引自附录一讲义 34）

1）弹力带训练的特点

（1）弹力带训练的优点：①重量轻并能折叠,易于便带,能随时训练。②可以作为力量训练或热身的工具。③与重力无关,可以自由转动。阻力来源于弹力带拉长而非地球引力,训练时更自由和多样化。④由于提供的阻力与重力无联,训练不能借力,训练效果更佳。⑤能模仿日常训练动作,提高功能性。

（2）弹力带训练好处：①增强骨骼和肌肉的力量；②改善平衡；③减少腰痛；④改善血糖的控制；⑤改善血液循环；⑥加速新陈代谢；⑦减少关节疼痛。

（3）老年人力量训练的必要性：①随年龄增长,由于肌肉含量会逐步减少而力量减少,简单的日常活动也会感到疲乏；②肌肉减少症和跌倒的机会增加。干预方法：抗阻力训练。老年人的力量训练可缓解上述症状。

（4）训练时注意事项：①每次训练前先做热身运动（5 分钟）；②如果关节问题严重,首次开始阻力带训练前,可先做 1～2 周无阻力动作练习,然后逐步增加阻力。③合适的阻力训练应是运动后 2 小时,原有疼痛未明显加重。④动作缓慢,有控制地做阻力带运动。⑤配合有规律的呼吸，不要屏气。

2）弹力带训练动作

课堂上的弹力带动作训练：每位学员发一根阻力带，由授课老师带领学员练习阻力带的训练动作，讲解动作重点、要点和作用。

（1）下拉式：包括双侧手臂下拉式和单侧手臂下拉式。

双侧手臂下拉式：①以恰当的姿势坐好或站好，两手在一个可以提供所需的阻力的足够宽的位置抓住阻力带。把你的手臂举过头顶，稍微向前倾斜。②保持手腕在中立位（不要屈腕），头部和下背部保持恰当的姿势，慢慢地把阻力带两端向下拉，直到你的手达到肩部高度，停留。再慢慢地回到起始的位置。

单侧手臂下拉式：①以恰当的姿势坐好或站好，双侧手臂举过头顶，两手各执阻力带一端，大致与肩膀同宽，保持阻力带有适当的阻力，双臂稍微向前倾斜。②保持一侧手臂不动，另一侧手臂向下及向外拉伸，直到手达到肩部高度。左右两臂交替。

（2）反向飞鸟：①以恰当的姿势坐好或站好，两手在胸前握住阻力带。双臂在身前伸直。调整你的抓握，直到获得想要的阻力。②保持双臂平行于地面，手腕在中立位（不要屈腕），头部和上背部保持恰当的姿势，慢慢地向两侧打开。双臂再慢慢地回到起始的位置。

（3）水平胸前推：①以恰当的姿势坐好或站好，把阻力带放在背部中上部。两手在肩前握住阻力带，调整位置直至产生足够的阻力。②保持手腕在中立位（不要屈腕），头部和上背部保持恰当的姿势，慢慢地将阻力带两端向前推。当手臂在身前伸直时停住。再慢慢回到起始的位置。

（4）水平肱三头推举：①以恰当的姿势坐好或站好。两手在胸部高度、大约与肩同宽的位置抓住阻力带。向外抬起两肘，保持双臂平行于地面。②保持右手的位置不变,慢慢地向外伸直左手臂。③慢慢地回到起始的位置并重复上述动作,再换另一侧手臂继续练习。④变化为双侧手臂,两侧手臂同时完成这个动作。

(5)前平举:①坐或者站在阻力带中间,两手握住阻力带。将手臂放在身体旁边,手掌面向大腿。调整对阻力带的抓握,直到获得想要的阻力。②保持手臂伸直,慢慢地向前伸直手臂,但不要高于肩部。再慢慢地回到起始的位置。③变化为单侧手臂。每次只练一侧手臂。左右两臂交替。

(6)肱二头肌弯举:①站在主力带中间,两手分别握住阻力带两端,手心朝前。调整对阻力带的抓握,直到获得足够的阻力。②保持肘部贴紧肋骨,手心朝肩部方向,慢慢屈肘。然后慢慢地降低手臂。

(7)踩油门:①以恰当的姿势坐直。一只脚放在地面上,另一条腿向前伸直。用阻力带绕过脚掌,并且保持它的位置。②慢慢地绷脚,保持阻力带的张力。③回到脚的中立位,重复上述动作;换另一侧脚继续练习。

(8)腿部推举:①以恰当的姿势坐在椅子中间,一只脚放在地板上,另一条腿向前伸直。把阻力带绕在伸直的那条腿的脚掌上,并保持它的位置。慢慢地把膝关节向胸部方向收回。②伸直腿,确保不要锁住膝关节。③回到起始位置,重复上述动作;换另一侧继续练习。

(9)膝盖外展:①把阻力带绕在大腿上,维持一定的张力,然后慢慢分开膝关节;②回到起始位置,重复上述的动作。

(10)手腕折叠:①以恰当的姿势坐好或站好,伸直手臂握住阻力带一端。②慢慢地向上转动手腕,抓住阻力带的一端,然后转动手腕,并抓住阻力带的更多部分。继续转动手腕,直到阻力带全部抓在手中。③一旦阻力带全部在手中,用手紧紧地挤压,重复上述动作 10 次;换另一侧手继续练习。

3)弹力带训练方案

每个动作做 8～15 次为一组,每组间隙 30～45 秒,每周练习 2～3 次。

八、家庭作业

(1)常规家庭作业:微笑训练(每天),做手指操(每天),写毛笔字(每天 3 页)。

(2)购物清单练习(练习不带记事本外出购物)。

(3)扑克牌闪记(记录本周记住最多的张数)。

(4)练习 24 点计算(2、7、8、9 和 10、10、4、4 两组分别计算 24 点)。

(5)运用故事法记忆清朝的 12 位皇帝:努尔哈赤、皇太极、顺治、康熙、雍正、乾隆、嘉庆、道光、咸丰、同治、光绪、宣统(引自附录一讲义 35)。

【注意事项】不用人名直接编故事,可根据每个皇帝的名称,想象美好的词汇,奇思妙想,不拘形式。例如,雍正:拥有正直的态度等。

九、本节课小结

(1)主讲教师了解学员对课程的熟悉程度,在交谈中运用前几次课程中教学的记忆方法。

(2)回顾第三节课的课后作业完成情况,然后将学员的注意力集中在本次课堂内容上。

(3)通过随堂练习复习第三节课的内容。

(4)手指操热身,既可以了解学员回家练习的情况,也活跃了课堂气氛。

(5)专注力训练,为学员提供注意力和专注力的训练方法。

（6）通过举例和练习的方式教授句子记忆法和故事记忆法。

（7）对于"舌尖现象"或者"话到嘴边说不出"的现象，提供解决技巧。

（8）在脑力热身环节，教授学员玩扑克牌24点游戏和数独游戏，学习新的游戏有助于改善大脑功能，建立新的神经网络。

（9）提供适宜老年人的锻炼方法和技巧，讲解一项居家简单、方便的运动——阻力带训练。

十、给教师的建议

主讲教师在与学员的交流沟通中要善于应用课程中教学的记忆方法和技巧，让学员加深影响。主讲教师的授课过程也是对自己大脑功能训练的过程。

课件的准备要灵活多变，切忌照本宣读。在记忆方法教授过程中，首先教师要掌握这些记忆方法和技巧，与学员互动时，能将学员的实际问题融入方法的展示中。比如，让学员出题目，主讲教师现场诠释如何运用记忆方法和技巧。

本次课程的课件中，热身游戏为扑克牌24点和数独，在上课之前，主讲教师需要对扑克牌24点的算法，数独的解答做到心中有数。主讲教师要有心理准备，参加课程的学员中极可能有会扑克牌24点或者数独高手，即使他/她可能有记忆力衰退或者日常生活中有丢三落四的事情发生，但也不一定就会影响他/她的计算和逻辑思维能力。如果主讲教师本身确实对扑克牌24点或者数独很陌生，感到无从下手，脑力热身也可以选择其他游戏，如填字游戏、成语接龙、诗词填空、猜字谜游戏等。

第五课　数字记忆法和罗马房间记忆法

◆ **关键词/目标**

　　◇ 上周课程内容复习(10 分钟)

　　◇ 上周作业展示(5 分钟)

　　◇ 数字记忆法(10 分钟)

　　◇ 罗马房间记忆法(15 分钟)

　　◇ 头脑风暴——成语接龙(5 分钟)

　　◇ 冥想(5 分钟)

　　◇ 活体定位记忆法(15 分钟)

　　◇ 左右脑训练(10 分钟)

　　◇ 鲁班锁(10 分钟)

　　◇ 布置家庭作业和答疑(5 分钟)

一、脑力保健操

　　在正式课程开始前,为了调动学员的脑力,将学员的注意力和关注度转移到课堂上来,可以花 2 分钟做"脑力保健操"。脑力保健操的内容多样,可以是问一下学员常见但又容易被忽略(视而不见)的现象,也可以是脑筋急转弯。

　　示例 1　脑筋急转弯

　　建设银行的标识(logo)是什么颜色?

　　说出交通信号灯中由上至下三色灯的颜色排序。

第五版人民币中一元纸币的风景是哪个地方？

什么瓜不能吃？

夜夜看落花（打一礼貌成语）

二、第四节课程内容复习及家庭作业检查

首先问一下学员：第四节主讲教师的姓名及当时的着装，也可以问一下第二节课主讲教师的姓名和当时的穿着、职业等。

复习第四节课的要点。可以采用提问的方式，可以由小组各派一名代表回答其中一个问题。建议学员按顺序逐一回答主讲教师的提问，主讲教师可以按照第四节课上课的顺序提问，也可以打乱顺序提问。不论采用哪一个方式，都需要学员把第四节课的内容及概括讲出来。

问题 1：第四节课主要讲了哪几种记忆方法？

答案：句子记忆法、故事记忆法。

问题 2：一只鸡、一束花、一场婚礼，用句子记忆法如何记忆？

答案：一只鸡捧着一束花来到了婚礼。并运用图片将句子视觉化，以便加深记忆。

问题 3：一只灯泡、巧克力、清理垃圾，用句子记忆法如何记忆？

答案：一个 75 瓦的灯泡把家里的一块巧克力融化了，所以我把巧克力扔进了垃圾箱。

问题 4：大猩猩、蓝天、草地、短袖 T 恤、吉他，用故事记忆法如何记忆？

答案：①蓝天下，一只穿着短袖 T 恤的大猩猩在草地上弹着吉他。②森林中的一只猩猩，在蓝天下看着一个身穿短袖 T 恤的小男孩，在草地上为他的心爱姑娘弹奏吉他。

问题 5：巧克力、橙汁、橡皮、胶水、西兰花、止痛片。用故事记忆法如何记忆？

答案：新发明的一种绘画技术：用西兰花做笔刷，蘸着巧克力酱和橙汁在纸上作画，然后用橡皮擦拭。您将作品用胶水粘在墙上，胶水气味太浓郁、太刺激，使你头有些疼，于是吃了一片止痛片。

问题 6：上周介绍了扑克牌闪记及 24 点的计算，抽取的扑克牌分别为 7、8、10、10，怎么计算 24 点？

答案：$(10 - 8) \times 7 + 10 = 24$

问题 7：抽取扑克牌为 1、1、1、8，怎么计算 24 点？

答案：$(1 + 1 + 1) \times 8 = 24$

问题 8：过去的一周去过超市吗，去买了哪几样东西？购物清单是记在记事本上还是用记忆的方法记在脑海里的？

回答：（学员按实际情况回答。如果是记在脑海里，可以问一下是否运用了第几节课教授的记忆方法？）

问题 9：到超市购买了日用百货：牙膏、巧克力、袜子、矿泉水、毛巾、一次性筷子、方便面、水杯、浴帘、青菜、棉毛衫。如何记忆？

答案：分类记忆法、图片记忆法、故事记忆法都可以。

学员问题回答之后，主讲教师需要对家庭作业进行检查。随机抽取一位学员回答第四节课的家庭作业（常规课后作业由助手检查作业册即可）。上周九宫格练习答案发布（答案可参考附录二练习 3）。

第四节课的家庭作业：运用故事法记忆清朝的 12 位皇帝（努尔哈赤、皇太极、顺治、康熙、雍正、乾隆、嘉庆、道光、咸丰、同治、光绪、宣统。

让学员举手发言，讲述自己思考的结果。

三、热身活动

手指操热身：主讲教师或者助手与学员一起做操。

背诵唐诗：使用第二节课程所学的图片法记忆唐诗；一方面锻炼大脑的记忆功能，另一方面也是对本课程所学方法的实践。PPT展示一张相关古诗的图片，让学员根据图片记忆相关古诗，并立即验收成果（引自附录一讲义36）。

示例2　背诵唐诗

夜宿山寺

危楼高百尺，

手可摘星辰。

不敢高声语，

恐惊天上人。

抽查1～2位学员，检查他们在家是否进行了阻力带训练。

四、数字记忆法

记忆数字的方法有多种，相信每个学员都有自己的记忆方式和方法。先展示一张PPT，显示数字1792,67352916,30秒后显示空白PPT，问一下学员能记住多少，让记住正确的学员介绍一下他们的记数字方法及技巧。

在讲解数字记忆法过程中，授课教师可以将学员介绍的方法融入数字记忆方法中。教师切忌干巴巴地读课件、读记忆方法。在授课过程中，教师可以随机出一组数字或者让学员出一组数据，比如家里的8位电话号码、11位手机号码，采用现场演示的方法加深学员的印象。

1. 谐音法

谐音法即选择与数字相近的词来记忆数字，是记忆数字的一种方法。可能与大家平时的记忆方法不一样，谐音法作为一种记忆方法,使用范围很广,希望大家试试看。

如果之前有学员提到用谐音法记忆一连串数字,在此处,授课教师要提及这个学员的名字及他/她在刚才记忆哪个数字时采用了这种方法。

如果没有学员提及用这种方法记忆数字,授课教师可以在此处提问:在日常生活中是否有人采用谐音法记忆?

建议在选择谐音词时,尽量选择让自己更有感觉的形象词,便于快速联想。

示例 3 谐音法(引自附录一讲义 37)

0—铃(铃铛)　　5—屋(房屋)

1—衣(衣服)　　6—柳(柳树)

2—耳(耳朵)　　7—旗(旗帜)

3—山(大山)　　8—疤(伤疤)

4—寺(寺庙)　　9—酒(喝酒)

2. 形象法

形象法是记忆数字的另外一种方法。可以问一下学员哪些阿拉伯数字具有象形性?可以用哪些动物或者物品的外形来表现?

然后针对学员的答案归类,比如阿拉伯字母"2"的形状像一只鸭子,数字"4"像一面节日里有些小朋友手里举着的小三角旗,"7"像一支拐杖,等等。数字形状技巧的关键,在于根据每个数字的形状,把它们与具体形象产生联想。

让学员做个简单的实验:拿出纸和笔,写下 0~9 这 10 个数字,同时写下每个数字让学员想到了什么。

示例 4 形象法

0—鸡蛋,1—铅笔,2—鸭子,3—耳朵,4—旗帜,5—秤钩,6—口哨,7—镰刀,8—葫芦,9—饭勺(见图 5-1)。

可以用一首网上的儿歌方便记忆(引自附录一讲义38)：

1 像铅笔能写字，　　2 像小鸭水中游，

3 像耳朵很听话，　　4 像红旗迎风飘，

5 像秤钩秤白菜，　　6 像口哨能吹响，

7 像镰刀割青草，　　8 像葫芦能装水，

9 像饭勺能盛饭，　　10 像油条和鸡蛋。

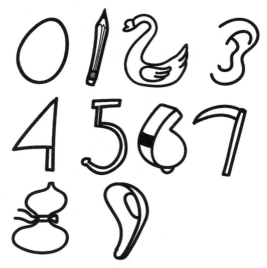

图 5-1　数字形象

在使用数字形象法时,尽量选择跟学员需要记忆数字有关的事、物或路等。比如,要记住老朋友家的电话号码,建议最好利用自己家到老朋友家的路或者与老朋友相关的事(生日、地址、第一次见面的日期等)来帮助记忆。

训练 1　记忆数字 62487301

【参考答案】6—哨子,2—鸭子,4—旗子,8—葫芦,7—镰刀,3—耳朵,0—洞,1—铅笔。运用故事记忆法,把这些词依次编成一

个小故事：我在河边吹哨子，引来了一群鸭子，鸭子身上插了一面旗子，旗子上画了一只葫芦，鸭子的主人拿着镰刀劈过来，我闪避不及，耳朵被凿了个洞，出血了，我赶忙拿铅笔堵住这个洞。

五、罗马房间记忆法（15分钟）

前面几节课的记忆方法比较好理解，应用的场景也比较多，适合用于记忆购物清单，对完成任务的顺序没有特别要求的情况。对于需要研究甚至脱稿演讲来说，先后顺序和条理性十分重要。对这一类包含内容较多，顺序又不能改动的演讲、录制节目或者介绍项目来说，有一个比较复杂的记忆方法——**罗马房间记忆法**。

1. 罗马房间记忆法的由来

古罗马人在古希腊人研究基础上发展出来的记忆术，当今常称为罗马房间记忆法。罗马讲演者在公共场合演讲前往往要先训练。演讲者会先在自己脑海里创建一个记忆宫殿，标记好入口，在不同的房间内固定几样物品，演讲者要先在脑海里把记忆宫殿里的房间按顺序走一遍，并固定下来，然后固定房间内的物品，再把要演讲的内容条框与房间内的物品联系起来。一般来说，几个大的条框与不同的房间相对应，大条框下的小条框与这个房间内的物品相对应（可采用图片记忆法）。

示例5　罗马房间记忆法

走进记忆宫殿，大门的两边有两根巨大的柱子，门上有一个雕成狮子头型的门把手，进门的右手边有一座精美的希腊雕像；雕像旁有一个大沙发，上面盖着罗马人所猎获的动物皮毛；一盆大型植物紧挨着沙发；沙发的前面有一个大理石茶几，茶几上放着酒杯、一个盛酒的容器和水果等。当这个罗马演说家在演讲前训练时，他/她会按照演讲内容的先后顺序，把演讲的先后条框和脑海中的这个要参观的记忆宫殿路径及望眼所及物体一样样联系起来,反复训练,使印象深刻。到上台演讲时,这位演说家就会在脑海里沿着记住的参观路径行走,一边行走一边将室内摆放物品与对应的演讲内容相互联系并呈现,达到脱稿演讲的目的。

课堂上简单的诠释:这个古罗马人想记住以下几件事情:买一双鞋、磨剑、买一个仆人、照料他的葡萄藤、擦亮头盔、给小孩买礼物等。他在脑海里想象的画面如下:大门进口处的左侧柱子上装饰着成千上万双鞋,鞋上皮革锃光瓦亮,并散发着令人愉快的味道;他在门右侧柱子上磨剑,并能听到磨剑时的刮擦声,感觉刀刃变得越来越锋利;他的仆人骑在一只正在咆哮的狮子背上,进门右手的精美雕像上缠满了葡萄藤,藤上结满了甜美的葡萄,馋得他直流口水;他的头盔中种着开花的植物;他坐在沙发上,手里抱着一个拿着礼物的孩子。

2. 罗马房间记忆法示范

我们可以以自己的家里的房间或者任何熟悉的地方作为训练的工具或者场所,先在脑海中形成一条固定的行走路线,将这条路线上用来做标记的物件或者标志物记下来,然后进行记忆训练。

我们先从单个房间开始:

训练2　房间记忆法练习1(引自附录一讲义39)

记忆下列3件物品:

鸡蛋、帽子、面包。

(注:用 PPT 显示这3件物品,或者文字、图片都可以)。授课教师可以向学员描述自己的应用场景。

【参考答案】想象自己走进大门,看见桌子上一个打碎了的鸡蛋;电视上挂了一顶帽子,沙发上散落着面包。完成这一步后,再想象自己在家中巡视一次,以增强印象。由于这些奇妙联想,都是你脑袋的"杰作",故不容易忘掉(见图5-2)。

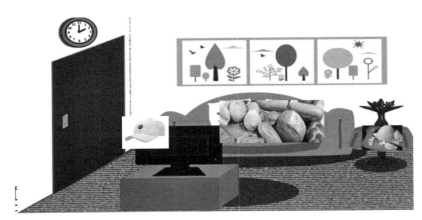

图 5-2 房间(客厅)记忆法练习(引自附录三图 13)

值得强调的是,告诉学员在训练时脑子里出现的画面越荒谬越容易记住。

虽然现在这个练习会让学员感觉与图片记忆法大同小异。但要告诉学员:当我们需要记忆的信息比较多,特别是针对讲演这类有前因后果,顺序固定的数据和信息时,图片记忆法的能力就十分有限,一是回忆速度慢,二是一旦中间某个环节遗忘,之后的环节也很有可能再也无法回想起来。而罗马房间记忆法就不容易遗漏。

训练 3 房间记忆法练习 2(引自附录一讲义 40)

记忆下列物品:

番茄、纱布、海绵擦、洗发水和饼干。

使用罗马房间记忆法,记忆以上物品,让学员现场练习记忆。

进阶练习

训练 4 房间记忆法练习 3

选择 4 间房间,每间房间选择 3 样标志物品(见图 5-3)。

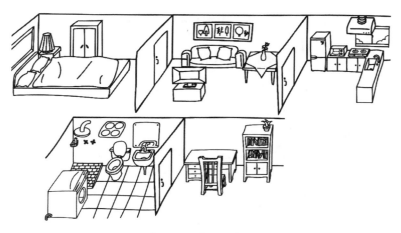

图 5-3　房间路线图

训练 5　房间记忆法练习 4

记住下列清单上的 12 项物品（引自附录一讲义 41）：

（1）派对用的红酒。

（2）为晚餐准备的牛排。

（3）外甥的生日卡片。

（4）厨房的灯泡。

（5）烘焙需要的苹果。

（6）给生病朋友买的家庭植物。

（7）足部乳液。

（8）装隔夜食物的袋子。

（9）做沙拉用的水果。

（10）巧克力蛋糕。

（11）外出穿的皮鞋。

（12）可折叠的凳子。

把每个物品与每个标志物品关联。以罗马房间记忆法记住清单中的物品,在回忆时,清单中物品的先后顺序要保持不变。

【注意事项】

(1)联想越荒谬,越容易记忆。

(2)除了设置房间、客厅、餐厅作为记忆复现的路径外,教室、公交车站点、地铁线站点(见图5-4)也可以成为记忆复现的线索。前提是这些场景是自己非常熟悉的。

(3)陌生地点,或者只是去过一两次的地点就不能使用。

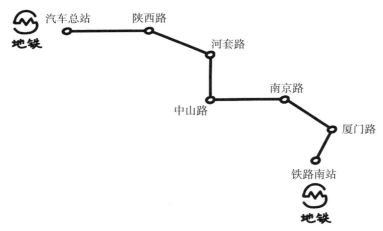

图 5-4　地铁线路图

六、头脑风暴——成语接龙

训练 6　成语接龙

请在图5-5空白处填上合适的字使其组成成语。

【答案】

横:视财如命、得陇望蜀、词不达意、忘恩负义、出其不意、无家可归、滔天罪行、以讹传讹、望穿秋水。

竖:视如己出、其乐无穷、命词遣意、言归正传、得意忘形、负

	财	如	命			得		望	蜀
如			不	达	意				
己			遣			恩			义
	其	不	意		形		荆		
	乐		言				请		
	家	可			滔		罪	行	
	穷		正						
	以		传	讹				流	
					望	穿	秋		

图 5-5　成语填空（引自附录二练习 4）

荆请罪、行云流水。

　　如受学员文化程度所限，做成语游戏有困难，也可采用词语接龙方式（引自附录二练习 5）。

　　训练 7　词语接龙

　　（1）请每位学员依次说出一样水果，或蔬菜，或动物的名称，不能重复。

　　（2）请每位学员依次说一个单词，单词的第一个字是前一名学员所说单词的最后一个字，单词的数量不限。

　　（3）请每位学员依次说一个成语，成语的第一个字是前一名学员所说成语的最后一个字。

七、冥想

　　冥想（专注力训练）是提高认知功能训练不可缺少的一个环节。冥想是专注力训练的一种方式，它给人带来的是安静、安宁和平和，有助于躯体、精神和情感的健康。回顾性分析认为，老年人群的冥想研究主要用于三个方面：行为和注意力的神经环路、精神健康及系统炎症。认为冥想训练是老年人认知及情绪调整的主要康复手段。冥想有助于提高老年个体的注意力和专注力,减缓老年人因注意力下降而导致的认知减退,大脑中重要部分如海马部位可以不随着年龄的增长而萎缩,同时激活与生活相关的大脑回路,令人快乐、精力充沛和热情。

小样本研究显示:在轻度认知功能损害患者中开展冥想,可以改善功能性磁共振成像中各脑区的连接性(见图5-6A);延缓海马萎缩的进程(见图5-6B)。

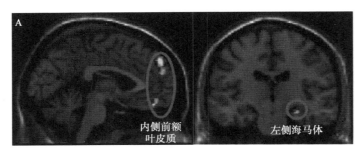

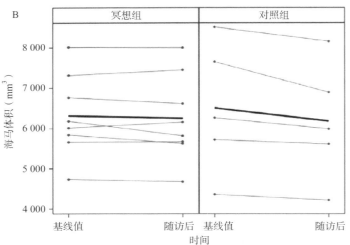

图5-6 轻度认知功能损害患者冥想后改善了功能性磁共振成像中各脑区的连接性(A),延缓了海马萎缩的进程(B)

播放一段令人冥想的轻音乐(可以网上选),带领学员进行冥想训练(引自附录一讲义42)。

(1)选择一个舒适的姿势让自己放松,放松全身,双手自然地放在膝盖上。

(2)放松脸部肌肉、眼睛、鼻子、嘴唇、舌头,闭上眼睛把注意力放在呼吸上,用鼻子呼吸。

(3)先不用刻意调整呼吸,只需观察自己呼吸的状态,包括呼吸的节奏、快慢、深浅,静静地体会呼吸时的紧张与放松。

(4)观察自己呼吸的声音。

(5)授课老师跟随音乐描绘某种情境,让学员设想自己身处于该情境中,使得身体与精神都完全放松。

(6)音乐结束。

可以让学员讲一下冥想训练时自己的感觉。冥想可有助减轻压力,改善抑郁和焦虑情绪,提升专注力、记忆力和创造力,也可以改善睡眠、缓解身体疼痛、增强免疫力等。但冥想的效果需要学员回家后反复练习才可能获得的。在冥想训练时,不要急躁,不要急于达到某种境界,静下心来就好。

八、身体定位记忆法

记忆方法没有好坏之分,找到适合自己的记忆方法最重要。参加课程的目的不是沿用自己熟悉的、固有的记忆方法,我们希望学员学会课程开发的新记忆方法。身体定位记忆法(身体法)也是很多记忆达人喜欢采用的一种记忆方法,也是现实生活中非常实用的一种记忆方式。

身体定位记忆法是利用自身的身体各部位来作为记忆桩或者记忆定位点,把需要记忆的信息与这些身体部位相对应,达到帮助记忆的目的。

身体定位记忆法,一般都是按照从上至下的顺序,选择 10 个或 10 余个部位作为常用的定位记忆桩,每个人可根据自己的习惯来选择具体的部位,记忆的原则是要形成清晰的顺序。

例如,我们可以设定身体中这 12 个部位组成定位记忆桩:头部、眼睛、鼻子、嘴巴、颈部、肩膀、胸部、肚脐、大腿、膝盖、小腿、脚。

人体这 12 个部位的记忆定位(见图 5‑7)由上到下,顺序清晰,不会轻易弄混乱。

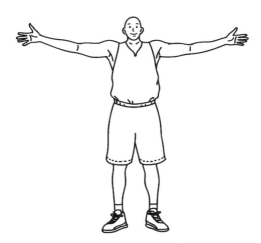

图 5‑7 人体部位示意图

示例 6 用身体 12 个人体部位的定位帮助来记忆购物清单(引自附录一讲义 43)

①苹果;②可乐;③铅笔;④榴梿;⑤大蒜;⑥拖鞋;⑦电子表;⑧金鱼;⑨酱油;⑩马桶刷;⑪绳子;⑫牛奶。

【参考答案】

①"头部—苹果":我在马戏团看表演,受邀上台参与节目,演员在我头顶上放了一个苹果,然后在很远的地方开始射箭,嗖的一

声,箭从头顶飞过,扎在苹果上。

②"眼睛—可乐":我被刚才的一幕吓坏了,吓得我眼泪哗哗直流,眼泪流进嘴里,像是可乐的味道。

③"鼻子—铅笔":一个小丑跑过来安慰我,他把铅笔插在鼻孔里,逗得我哈哈大笑。

④"嘴巴—榴梿":他给我一大块榴梿,这是我最喜欢吃的,我放进嘴巴里大口吃着。

⑤"颈部—大蒜":该轮到小丑表演节目啦,他的脖子上挂了一串大蒜做的项链。

⑥"肩膀—拖鞋":他的肩膀上挂着一双拖鞋。

⑦"胸部—电子表":他的胸前挂着一块电子表。

⑧"肚脐—金鱼":他躺在地上,收起腹部,把一缸金鱼倒在了肚脐上面,金鱼在肚子上游啊游,就像在鱼缸里一样。

⑨"大腿—酱油":他拿出一瓶酱油,开始表演头顶酱油瓶,一不小心把酱油瓶打碎了,大腿上洒满了酱油。

⑩"膝盖—马桶刷":膝盖上也弄脏了,他拿起马桶刷开始刷膝盖。

⑪"小腿—绳子":他在自己的小腿上栓了一根绳子。

⑫"脚—牛奶":他表演喝牛奶时又把牛奶撒在了脚上。

这个参考答案是把记忆的内容穿插在"看了一场马戏"的场景中,现场感和画面感很强,叙述的情景应该在学员的脑海里呈现清晰,相信这个购物清单会印象深刻,不容易遗忘。

当然,只要你愿意,你也可以去创造一些美丽的"梦",在"美梦"中,不但会令人心情舒畅,同时也可以把需要记的资料牢牢地记下来!

然后让大家运用身体定位记忆法练习记忆这张购物清单。助手给学员发一张白纸,让学员默记写下这张购物清单。

九、左右脑训练

主讲教师可以选择 1～2 位学员,提问大脑左右侧的分工和功能,了解一下学员对左右脑相关功能的认识程度。

【参考答案】左半脑主要负责逻辑理解,包括记忆、时间、语言、判断、排列、分类、逻辑、分析、书写、推理、抑制、五感(视、听、嗅、触、味觉)等,思维方式具有连续性、延续性和分析性。因此,左脑可以称作"意识脑""学术脑""语言脑"。右半脑主要负责空间形象记忆、直觉、情感、身体协调、视知觉、美术、音乐节奏、想象、灵感、顿悟等,思维方式具有无序性、跳跃性和直觉性等。

训练 8 左右脑协调训练(引自附录一讲义 44)

请保持坐姿,十指相对呈握球状,拇指与拇指做相对环绕运动,先按顺时针方向环绕,再按逆时针方向环绕,每次循环做 5 遍。注意手指不要相碰,依次完成其余手指。

十、鲁班锁练习

认知功能训练是融汇在日常生活中的。鲁班锁又称孔明锁,或者八卦锁,是中国古代土木建筑固定的结合器,是流传于民间的智力玩具。鲁班锁对放松身心、开发大脑、灵活手指均有好处。鲁班锁看似简单,却奥妙无穷,不得要领很难完成拼合。

课堂上主讲教师会介绍"三通",是一种由 3 个部件组成的变形鲁班锁。其名称来源与鲁班锁的别称"六通"有关。下面介绍一下三通的复原方法(引自附录一讲义 45)。

第 1 步:将三通的 3 个部件如图 5-8 放置,并根据空缺部分的形状,将这 3 个部件分别命名为 T、J 和 I。

第 2 步:将 J 和 I 拼接在一起,并移动至如图 5-9 的位置。可以取个谐音名"JI(集)"。

第 3 步:将 T 和 I 拼接在一起,拼成如图 5-10 的模样。可以

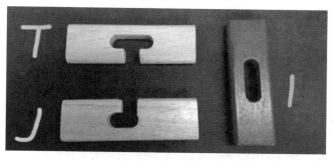

图 5-8　三通复原步骤 1[引自附录三图 14(a)]

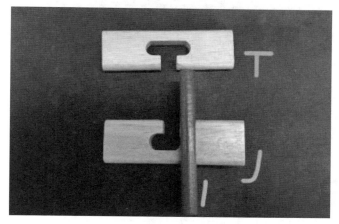

图 5-9　三通复原步骤 2[引自附录三图 14(b)]

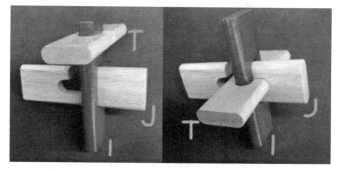

图 5-10　三通复原步骤 3[引自附录三图 14(c)]

取个谐音"TI(体)"。与第 2 步的谐音"JI(集)"组成一个词语——集体。这也正是鲁班锁所蕴含的意义之一,即每一个个体看起来都很相似,却又有所不同,个体与个体之间只有相互配合,集体才能壮大。

第 4 步:将 J 往右推,大功告成啦(见图 5‐11)。

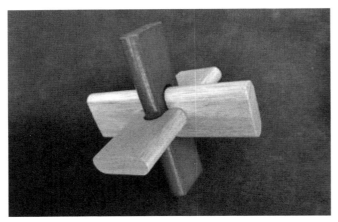

图 5‐11 三通复原步骤 4[引自附录三图 14(d)]

复原的三通是一个对称的几何体,是不是与立体几何中的直角坐标系有点像呢?拆解过程倒过来即可,这里不再赘述。

十一、家庭作业

(1)原有的作业:微笑训练(每天),手指操(每天),背诵唐诗,毛笔字(每天 3 页),运动(每天 15 分钟)。

(2)用数字记忆法记住单位或者家人的电话号码。

(3)鲁班锁复原与拆解。

(4)运用身体定位法,记忆一张购物清单。

(5)使用罗马房间记忆法进行一次脱稿演讲训练(例如,街道的"干垃圾湿垃圾分类科普""新冠疫苗注射")。

十二、本节课小结

（1）本次课程介绍了数字记忆法、罗马房间记忆法和身体定位记忆法的定义，讲解了运用的方法。

（2）罗马房间记忆法适用于有前后顺序、因果关系的脱稿演讲。在使用前，需要在脑海里有固定的房间定位，有固定的步行路径。

（3）介绍了左右脑的不同功能，提供了一个锻炼左右脑协调的方法。

（4）讲解了鲁班锁的使用方法，建议学员将其作为益脑玩具在家练习。

（5）本节课的家庭作业围绕今天的授课内容及主题，要求能将课堂上学到的知识应用到日常生活中去，这也是认知干预训练的目的。

十三、给教师的建议

本节课的授课内容有一定的难度，如何在课堂上把数字记忆法和罗马房间记忆法解释清楚，需要花一定的备课时间。

鲁班锁的解开和复原也要花费些时间，教师和助手在上课前先要熟练和掌握鲁班锁的技巧。

第六课　脑健康四大要素巩固复习

◆ 关键词/目标

◇ 热身游戏(5 分钟)

◇ 第五节课家庭作业的检查及参加课程的体会(10 分钟)

◇ 客观记忆评估(10 分钟)

◇ 课程主要内容复习(20 分钟)

◇ 放松训练(10 分钟)

◇ 课程常见问题汇总及解答(20 分钟)

◇ 八段锦(15 分钟)

一、热身游戏：绕口令

绕口令是增加难度的趣味性朗读方式。有报道称,经常练习绕口令,不仅可以帮助老人锻炼语言咬字能力和说话流畅度,增强老人的记忆力,还能培养老人的反应能力,对于老年认知障碍有一定的预防作用。

老人在练习过程中,要把握好 3 个字"慢、勤、准"。

(1) 慢字诀。老人本来反应就慢,说绕口令要坚持循序渐进,不要急于求成,可以采取分解法把每一个字音都念得准确无误,把每一句话都说得清楚连贯,然后再逐渐加快。

(2) 勤字诀。要想取得良好的效果,学说绕口令一定要坚持不懈,每天练习时间不能少于 30 分钟,超过 1 小时最佳。可以分上午和下午时段来练习,街坊邻居也可以坐在一起练习。

（3）准字诀。同音异调、字音相近、叠字重句是绕口令的鲜明特色。说绕口令需要唇、舌、口等器官的整体协调性,可以对口、唇、舌、喉等部位分类练习,促进各部位的灵活性。掌握舌头部位、嘴唇形状、口腔开闭的一定技巧,真正使发音更准确。

主讲教师准备一段绕口令（引自附录一讲义 46）,邀请 1～2 位学员练习。

老龙恼怒闹老农,

老农恼怒闹老龙;

农怒龙恼农更怒,

龙恼农怒龙怕农。

二、检查第五节课的作业

（1）练习用数字记忆法记单位或者家人的联系电话号码:51769217（我要吃老酒你要吃）。

（2）请 2 位学员演示鲁班锁的复原与拆解。

（3）给出一张购物清单,让两个小组各派一位代表,使用身体定位法记忆购物清单中的物品。

（4）使用罗马房间记忆法,做脱稿演讲。演讲题目:"干垃圾湿垃圾分类科普",动员居民"新冠疫苗注射"。

另外,两组各选一位代表做脱稿演讲。

（5）谈谈对参加社区认知干预项目的体会

问题 1：社区脑健康课程对提高记忆有什么效果？

问题 2：完成作业是否存在困难？

回顾上节课作业,不仅锻炼了学员的记忆能力,而且了解了学员家庭作业完成情况。邀请一些学员交流、分享以下问题。

问题 3：微笑练习有什么益处？

问题 4：为什么要练习手指操？

问题 5：新掌握了哪几种记忆方法？在日常生活中哪些场景下使用过？

问题 6：课堂上的脑力热身游戏对自己是否有帮助？

问题 7：生活中超市购物会忘记或少买一些生活物品吗，怎么快速记住购物清单中物品？

问题 8：哪些记忆方法比较容易？哪些记忆方法比较难掌握？

问题 9：健康的饮食是什么？6 周的学习对自己的饮食习惯是否有改变？

……

三、客观记忆评估

本次课程已经是社区脑健康课程的最后一讲，在前面的课程中教师和学员们分享了很多提高记忆的方法与技巧，有助于健康大脑的饮食习惯；此时，教师需要再次对参课学员的记忆水平做评估。

授课教师展示需要学员记忆的单词(引自附录一讲义 47)如下：

弓　箭	胡椒粉	大　象	染发膏
教　练	三明治	山　坡	祖　母
锤　子	沼　泽	膝　盖	香　烟

记忆时间为 2 分钟，告诉学员 30 分钟后会让大家回忆单词。

四、课程主要内容练习

社区脑健康课程主要是围绕身体锻炼、调节营养、降低压力和大脑训练四大要素展开讲解；前面的课程中相关理论知识和技巧已经都为学员讲解了，这次课程主要是对前面几节课程的总结与练习。

1. 回答问题

问题 10：运动有哪些好处？

回答：运动不仅对身体有益，而且可能对大脑有益。瑞士日内瓦大学的神经科学家通过评估人在运动后的记忆力表现证明：高强度的体育锻炼(如骑自行车15分钟)可以提高记忆力,这是由于内源性大麻素发挥了作用,内源性大麻素能够增加神经突触的可塑性,可以修复受损的脑细胞,并刺激健康脑细胞分裂增殖,分裂出更多的树突以提高大脑神经元沟通和提高脑功能。

问题11：成人每天需要饮用多少量的水？

回答：一般地说成人每天需要2 200 mL的水,通过食物能够摄取1 000 mL水,另外1 200 mL水需要通过饮水来补充。2016年新版《中国居民膳食指南》推荐,每天要喝8杯水（1 500～1 700 mL）,不设最高限。

问题12：为保持良好的睡眠,需要注意哪些？

回答：(1)规律作息时间：①晚上10点前睡觉,不要晚于12点；②早睡早起,睡眠时间达到6～8个小时。

(2) 有良好的睡眠环境：环境安静、昏暗、舒适,室温在15～24℃。

(3) 适当运动：每日保持行走8 000步,做适当的有氧运动。

问题13：教师询问学员参加课程后有没有做到上课的要求,睡眠有没有改善？

邀请学员回答。

问题14：集中注意力是提高记忆力的关键,锻炼注意力需要注意哪些？

回答：①制订计划表,合理安排事务有助于集中精力做好某件事；②同一时间段只做一件事情,不一心多用；③找别人监督管理；④避免长时间使用手机,电脑等电子设备；⑤在焦虑的时候,适当地让自己放松下来,可以尝试静坐、闭目、深呼吸等；⑥做一些锻炼注意力的工具,比如卡片,重点要注意的事项用特殊颜色或标识标注出来。

问题15：注意力训练的技巧有哪些？

回答：①要调动五感（视，听，触，嗅，味），尽可能多地接收事物的信息，认识越全面，记忆越深刻。②大声朗读的过程是一种训练注意力集中的方法，在朗读时，要求注意力高度集中，将看、听、说三者协调配合。大声朗读时脑神经处于一种极度兴奋状态，可激发想象力和创造力。尝试用不常用的语言比如外语、方言朗读，更能激活大脑。③跟读法：复述别人报的数字（位数逐步延长）或者在电视播送新闻或其他语音材料时，以延迟一句的速度跟读。

问题16：邀请学员回忆常去的超市/医院/银行的路线。

问题17：邀请1～2位学员回忆今天早上见到的第1个人的穿着，包括衣服的颜色和款式。

2. "聚焦"和"构图训练"

训练1 故事记忆法练习1（引自附录一讲义48）

请用以下词语编一个故事（提示：单词的顺序不需要固定，可以自行调整顺序，只要自己认为好记忆即可）。

窗户　床　云　枕头　闪电　蜘蛛　杯子

【参考答案】我上了床，在枕头上发现一只蜘蛛。我用杯子扣住它，然后把它放到外面的窗台（窗户）上。这时窗外的天空一片乌云飘来，伴随着闪电和雷声。

训练2 故事记忆法练习2（引自附录一讲义49）

请用以下词语编一个故事（提示：词语按先后顺序编入故事）。

奖杯　旗袍　宝剑　孙悟空　传奇　笼子

【参考答案】奖杯被穿着旗袍的礼仪小姐扔掉了，原来她在用宝剑打孙悟空，孙悟空被打得直传奇（喘气），最后被关进笼子。

训练3 关注—关联—闪存策略练习（引自附录一讲义50）

限定30秒时间，邀请1～2位学员就以下3组词进行构图以辅助自己对词组的记忆。

（1）警察—速度。

（2）大海—电话。

（3）苹果—鞭炮。

【参考答案】

（1）警察追小偷的速度很快。

（2）大海上有一艘形状似电话的帆船。

（3）小孩子用鞭炮把苹果炸烂了。

告诉学员这种构图法没有标准答案,画面越生动、越具体、越夸张、越违反常理,记忆越深刻。

训练 4　分类法复习(引自附录一讲义 51)

限定 30 秒,请对以下 16 个词进行归类分组。

香蕉　　毛巾　　　狮子　　电视

冰箱　　牙刷　　　苹果　　老虎

香皂　　洗衣机　　狗　　沐浴露

橙子　　狗熊　　　电饭煲　橘子

【参考答案】

（1）水果类:苹果、香蕉、橙子、橘子。

（2）生活用品类:毛巾、牙刷、香皂、沐浴露。

（3）动物类:老虎、狮子、狗、狗熊。

（4）电器类:电视、冰箱、洗衣机、电饭煲。

训练 5　身体复习法(引自附录一讲义 52)

尝试使用身体法记住以下超市购物清单。

洗发水　辣椒　香肠　牙膏

生菜　　鸡翅　苹果　三文鱼

护手霜　果酱　饼干　南瓜

【参考答案】洗发水—头发(浪费),辣椒—眼睛(辣椒辣出眼泪),香肠—鼻子(香肠状鼻子),牙膏—牙齿(牙膏刷牙),生菜—脖子(生菜状褶子),鸡翅——肩膀(肩膀上长翅膀),苹果——胸部(胸部两只苹果),三文鱼——肚脐(三文鱼在肚脐里游来游去),护手霜——大腿(大腿搽护手霜),果酱——膝盖(果酱撒在膝盖上仿佛膝盖磕破了),饼干——小腿(小腿上粘上饼干屑),南瓜——脚(穿着南瓜鞋)。

训练 6 词组配对

请学员回忆第二节课程中曾经介绍的词组配对。

(1) 扳手——?

(2) 汽车——?

(3) 钥匙——?

(4) 壁炉——?

【参考答案】

(1) 扳手——水晶灯(用扳手悬挂水晶灯)。

(2) 汽车——冰块(汽车行驶在冰面上)。

(3) 钥匙——树(插在树上的钥匙)。

(4) 壁炉——玫瑰花(玫瑰花在壁炉中燃烧)。

3. 游戏: 空间能力训练

(1) 数一数,下面的形状各由几个小正方体组成(引自附录二练习 6)?

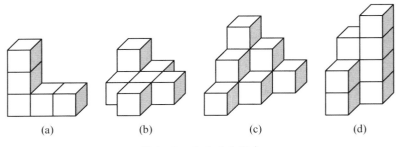

(a)　　　　(b)　　　　(c)　　　　(d)

图 6-1　小立方体组合

【答案】(a)5个;(b)7个;(c)10个;(d)9个。

(2) 只移动一根火柴,能得到的最大数字和最小数字分别是多少(见图 6 - 2,引自附录二练习 7)?

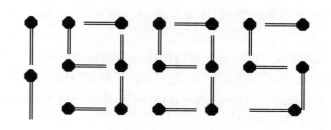

图 6 - 2　移动火柴盒

【答案】最大数字:7 955,最小数字:1 095。

(3) 数一数,下列图形中有几个正方形(引自附录二练习 8)?

【答案】31 个。

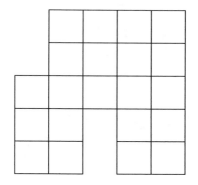

五、放松训练

1. 想象放松法(引自附录一讲义 53)

找出一个曾经的经历,给自己带来最愉悦的感觉,有着美好回忆的场景,可以是海边、草原、高山等,用自己多个感觉通道(视觉、听觉、触觉、嗅觉、运动觉)去感受、回忆。

带领大家做一个海滩想象训练。试想,你静静地躺在海滩上,周围没有其他的人,蓝天白云、湛蓝的大海,岸边是高大的椰树,身下是绵绵的细沙,阳光温柔地照在身上,让你感到无比的舒畅。

微风带着一丝海水味轻轻地拂过你的脸颊,你静静地聆听着海浪悦耳的歌唱,阳光照得你全身暖洋洋的,你感到一股暖流顺着头部流进你的右肩,让你感到温暖、沉重;你的呼吸变得越来越慢,越来越深。

这股暖流又流进你的右臂,再流进右手,整个右手也感到温暖、沉重;这股暖流又流回你的右臂,从后面流进脖子,脖子也感到温暖、沉重;你的呼吸变得更加缓慢深沉。

这股暖流又流进你的左肩,左肩感到温暖、沉重;你感到越来越轻松了。

这股暖流又流进你的左臂,再流进左手,左手也感到温暖、沉重;这股暖流又流回你的左臂,左臂感到温暖、沉重;你变得越来越轻松,心跳变慢了,心跳更加有力了。

这股暖流又流进你的右腿,右腿也感到温暖、沉重;你的呼吸变得缓慢而又深沉。

这股暖流流进你的右脚,整个右脚也感到温暖、沉重;这股暖流进你的左腿,整个左腿也感到温暖、沉重;你的呼吸越来越深,越来越轻松。

这股暖流流进你的腹部,腹部感到温暖、沉重;这股暖流流进你的胃部,胃部感到温暖、轻松;这股暖流流进你的心脏,心脏也感到温暖、轻松;最后,心脏又把暖流送到了全身,你的全身都感到了温暖而沉重,舒服极了。

你的整个身体都十分平静,也十分安静,你已经感觉不到周围的一切了,周围好像没有任何东西,你安然地躺在海边,非常轻松,十分自在……

2. 客观记忆评估

这节课的下半段课时开始,请学员回想并复述上半段课时的客观记忆评估要求记住的 10 个单词。限定 2 分钟,学员需要尽量回想,并写在助手发放的白纸上,可以不按照之前的单词顺序。计时铃响起后,每个小组推荐一名学员读一下自己回想出来的单词。

答案:弓箭　胡椒粉　大象　染发膏

　　　教练　三明治　山坡　祖母

　　　锤子　沼泽　膝盖　香烟

教师可以让客观记忆得分最高者,简单地介绍一下自己是如何记住这些单词的。

3. 大脑有氧练习

大脑有氧练习(引自附录二练习 9)。在下表每列中,从第 1 个字开始,每次改变字的部首,要得到一个完全不同的字。每次改变字,一定要是一个正确的字。

江	功	佳
……	……	……
……	……	……
……	……	……
珂	附	肝

【参考答案】

江	功	佳
扛	加	付
打	呀	村
玎	邪	杆
珂	附	肝

六、课程常见问题汇总及解答

问题 18：社区认知干预训练课程会对老年人的认知功能产生影响吗？

回答：有很大的影响。该课程撰写团队已经对上海市闵行区莘庄镇社区的 120 名老年人进行了授课培训，通过量表评估发现参课学员在培训前后记忆是有明显改善的，团队也用脑部磁共振辅助检查进一步证实了该观点。

团队对参课的社区老年人在课程结束后进行了回访，老年人的反响确实很大，他们觉得生活确实有所改变，也会把课堂中学到的手指操分享给其他老人，而且会主动向其他老人分享、推荐社区脑健康训练课程，有的老人甚至加入了社区志愿者团队，能够为其他老年人讲解脑健康知识。

问题 19：是不是年龄大了，脑子就不灵光了？

回答：这当然不是绝对的。有些功能如短期记忆、注意力和语言学习能力确实会随着衰老而减退。不断增强的功能大多是社会能力和情感方面。相关实验大多围绕大脑能力而非实际应用，所以防衰老的收益不像损失那样显眼。研究指出，老年人的词汇量比年轻人更大，用得也更好。年纪大的人生活更快乐，人际关系也更和谐。年纪大了，就能利用以前的经验解决当下的问题。科学家称为"认知模板",通常称为"智慧"。

问题 20：是不是所有的脂肪都不要吃呢？

回答：当然不是了,要吃健康的脂肪。大脑 60% 左右的固体重量都来自脂肪。所以脂肪不是敌人,好脂肪对健康至关重要。美国著名的梅奥医学中心的一项研究发现,高脂肪饮食能够降低患阿尔茨海默病的风险,而高碳水化合物饮食却会让患阿尔茨海默病的风险翻两番。

什么样的脂肪才健康呢？要避免油炸类食物、反式脂肪和某些饱和脂肪的摄入。要摄入健康脂肪,如 ω-3 脂肪酸就是一种很好的健康脂肪。鱼肉中就富含 ω-3 脂肪酸,平时可以吃一些三文鱼、金枪鱼等。有研究显示,老年性认知衰退、心理障碍、抑郁症、情绪波动和神经疾病,如手脚麻刺感都与缺乏这类脂肪酸有关。这些重要的脂肪酸对良好的免疫反应、改善心血管健康、改善皮肤状况,以及改善视力和伤口愈合都是必不可少的。

问题 21：打麻将真的可以预防老年痴呆吗？

回答：打麻将可以预防老年痴呆这种传言早已被证实。早在 2004 年,香港某医院与岭南大学合作过一项研究项目,研究者将 100 名老年痴呆症患者分成两组,一组人每星期打 4 次麻将,每次打 4 圈;另外一组每星期打 2 次麻将。5 个月后,研究者对患者的思考和记忆能力进行了测试。他们发现,较长时间打麻将的那组患者,思考能力、记忆能力和反应速度,远胜过一周只打 2 次麻将的那组人。这也是全球医学界对于麻将与华人老年痴呆症关系的首次研究。

心理学专家认为,老年人参加社会事务在逐渐减少,又受身体衰老的影响不能进行高强度的体育运动,而中国麻将由手操作,保持手部灵活,更适合老年人。此外,中国式麻将由 4 人组成,在打麻将的过程中,老人们可以认识新的朋友,适应新的环境,交朋友时可以谈些家长里短的事,有助于交流,减少孤独感。而且打麻将有一定的规则,游戏者具有胜负感,需要思考取胜的方法,这是强化大脑思维的过程,巩固老人的判断能力和推理能力。

尽管打麻将是一种很好的训练思维的方法,但也不应该沉溺其中,并且应该以娱乐为目的,不要以赌博为目的。有些棋牌室并没有完全禁烟,总是烟雾缭绕,老年人会自动吸取二手烟,对身体健康有害。而且久坐伤身,定式思维对新生突触连接不如学习新的技能,预防脑功能衰退还有其他很多方法,比如我们课堂中提到的很多脑力训练方法,像鲁班锁的练习、拼图等。

问题 22:前一天晚上失眠,第二天白天还需要补觉吗?

回答:不需要。睡眠就像跳舞,有它自身的生物节律。这种节律的形成,一方面,睡眠与人体内激素的节律分泌有关,譬如我们大脑深处的褪黑素。这种激素在有光时分泌受抑制,在黑暗中分泌增加。它能改善睡眠质量、调节睡眠节律。另一方面,睡眠节律的形成与我们的作息安排有关。如果作息不规律,就会导致睡眠紊乱。

当原有的规律被打乱之后,身体会出现头昏、头晕、乏力,这是身体的代偿反应,不会造成严重的后果。很多人将这些不适反应予以灾难化的解读,企图通过补觉来消除这种反应,其结果同偶尔踩错节奏的舞者拼命弥补一样,越补越失眠。由于各种原因偶尔睡不好,没关系,白天该干吗就干吗,到了晚上,你想不睡估计都难。为啥?因为你已经连续工作20多个小时,每一个细胞都会给大脑发送疲劳的信号,促使睡眠自发形成。

问题 23:痴呆会遗传吗? 家里有患有痴呆的长辈,下一代是不是也会得痴呆?

回答:研究发现,老年痴呆有一定的遗传倾向,父母或兄弟中有老年痴呆患者,其患老年痴呆的可能性要比无家族史者高。最新研究也显示，健康饮食和锻炼不仅有助于保持身材，还有利于预防罹患阿尔茨海默病。一项发表在《美国医学会杂志》周刊上的研究显示，即使有更高的遗传风险，锻炼也可以帮助减少罹患痴呆症的风险。

目前尚无治愈或预防痴呆症的有效方法，而最常见的痴呆症就是阿尔茨海默病。但有证据表明，健康的生活方式可能降低罹患阿尔茨海默病的风险。研究发现，在具有高遗传风险的人群中，那些保持健康生活方式的人，即保持均衡饮食、定期锻炼，尽可能不饮酒且不吸烟的人患痴呆症的可能性较小。

问题24：我最近对手机上的"王者荣耀"还有其他游戏很着迷，但是老伴却说这些游戏太幼稚了、很可笑，我倒是觉得可以动动脑筋。那我们俩到底谁对谁错呢？

回答：相关研究发现电子游戏是能够提高某些认知功能的。与不玩游戏的人相比，专业的游戏家或者经常玩游戏的人击中屏幕中移动目标的速度会更快，在多种认知任务间的转换反应更迅速。但目前尚没有研究发现玩电子游戏可以提高包括记忆和推理在内的整体认知功能。而且，在电子游戏花费更多的时间或者对游戏痴迷上瘾的话，对自身的健康也不利。

可以尝试问问自己，花费在玩游戏的时间是否让自己放弃了很多。例如，与家人朋友的相聚、工作、学习等，影响自己的生活和规划。每一个人应在游戏与正常的工作和生活中找到平衡点，这样才对大脑有益。

问题25：感觉记性差了是痴呆吗？

回答：痴呆指的是大脑受到疾病损害如阿尔茨海默病、卒中（中风）等而出现的一系列症状，这些症状可能包括记忆能力、思考能力、解决问题能力、语言等的减退或低于正常水平，这些能力我们称为"认知功能"。认知功能减退并不一定就是痴呆，痴呆还有一个必备的条件就是认知功能下降的程度足以影响日常的生活功能，导致不能独立生活。

日常生活功能是指在日常生活中普遍会进行的活动，包括自我照顾(如自己进食、沐浴、更衣、整理仪容)、工作、家庭杂务及休闲娱乐的任何日常活动。

"认知功能"包括：①日常记忆。例如，难以回忆最近发生的事情。②集中注意力、计划或组织某件事。例如，难以做出决定、解决问题或执行一系列任务(如做饭、洗衣、购物)。③语言。如在谈话时，找到合适的词语出现困难。④视觉空间技能。如判断距离以及识别三维物体出现困难。⑤定向力。例如，忘记了日期，或者对自己所在的位置感到困惑(痴呆症患者经常迷路，这就是空间定向差)。

......

日常生活功能包括：①料理个人卫生；②穿脱衣物；③吃饭、喝水；④可在床和椅子之间移动身体；⑤自主控制大小便；⑥四处移动(相对于长期卧床而言)；⑦做简单的家务；⑧准备饭菜；⑨服用药物；⑩购物；⑪使用电；⑫管理金钱财务。

......

诊断痴呆必须具备两个条件：一是认知功能减退，二是日常生活功能受损。只是感觉记性差，而日常生活功能并没有受到影响不是痴呆！

问题 26：女性比男性更容易患阿尔茨海默病吗？

回答(参考)：阿尔茨海默病是神经认知障碍(痴呆)的一种，不同国家地区的统计数据显示，女性的患病率为男性 1.5～2 倍，45 岁的人在余生中有 20% 的女性会患上阿尔茨海默病，而男性只有 10% 会患阿尔茨海默病。

主要原因：①女性微血管病患病率高于男性，且患有糖尿病的女性,其糖尿病并发症的风险如心肌梗死、抑郁症和冠心病明显高于男性。中年女性,被诊断高血压、高胆固醇和糖尿病的,罹患阿尔茨海默病的风险也可能高于男性。②女性在绝经期表现极为脆弱,更容易出现各种睡眠障碍。另外,女性在绝经后睡眠呼吸暂停综合征的发病率大大增加,而睡眠呼吸暂停综合征也是阿尔茨海默病的危险因素之一。③患妊娠期高血压的女性,在几十年后比妊娠期血压正常的女性脑萎缩更加严重,具有更多的脑白质高信号。脑白质高信号和脑萎缩也是阿尔茨海默病的重要病理特征。虽然还不确定妊娠期高血压是不是阿尔茨海默病的独立危险因素,但是对患有妊娠期高血压者需要更好的治疗和预防。

问题27:老年人在力所能及的范围内做些家务是没事找事干吗?

回答:保持健康大脑离不开身体锻炼,但很多的锻炼身体的运动,如跑步、跳操、骑车、爬山、塑形拉伸等并不适合身体功能已减退的老年人,做些适当的家务活如扫地、擦桌子、整理衣物、拣菜烧饭等却是很多老年人力所能及的。2021年有研究显示,做家务是一项每个人都能做到的锻炼方式,适当做些家务能促进健康,特别是老年人的大脑健康。这项研究发现做家务与低强度有氧运动有关,有氧运动有利于心脑血管健康。而且花更多时间做家务的老年人脑体积,尤其是与人们的认知和学习密切相关的海马体和额叶的体积更大。

另外,做家务也减少了老年人久坐的时间,从而促进健康。老年人做家务时的计划和组织都是有利于大脑健康的认知活动。除此之外,做家务也是一项长期有规律的日常活动,习惯于做家务的老年人长期坚持同一个习惯,长此以往可以有利于身心健康。

问题28:近来常发现自己本想去卧室拿一本书,或者去书房拿一副眼镜,但往往到了卧室和书房,突然想不起来为什么要进

来,如何解决这个问题?

回答:绝大多数人都曾发生过这个现象,也经历过类似的情况,到了门口之后,发现一下子想不起来为什么要进来。如果只是偶尔发生,不用特别焦虑,这是因为人在多数情况下,一次只能记住一定量的信息,当一个新的事件开始或者一个新的情况出现时,我们会被其他事情分散注意力,这时人的大脑基本就会清除前一个事件的信息,因为新事件和之前的事件不再相关联。如果我们希望不遗忘前一个事件,就需要提高自己的注意力和专注力,让新事件和前一事件建立适当的关联。最近有学者对这个现象进行了研究,他们认为这种"门口效应"(从一扇门或者一个房间走到另一扇门或者另一个房间时,忘记自己要做什么事的现象)是由于在大量的工作记忆负荷下的错误警报。当我们被其他事情或者想法分散注意力时,就会发生工作记忆过载。如果想摆脱这种烦恼,关键要提高注意力,在做事情时一心一意。如果走进厨房后又不知道要干嘛,那么建议您再回到走进厨房前的一个场景,可能返回去就会想起去厨房要做什么事情了。

问题 29:听说牙齿不好与痴呆有关系,是真的吗?

回答:牙齿和口腔健康不仅与一系列全身性疾病有关,而且还会对神经系统认知功能产生影响。一项覆盖 8 275 名受试者研究显示,牙周病和牙齿缺失会增加痴呆症的发病风险,可能由于口腔微生物直接感染大脑,也可能由于口腔感染引起的全身性慢性炎症反应导致血管疾病。虽然牙齿和口腔健康与痴呆症的因果关系并未确定,但提示人们应关注口腔卫生。

如何保持良好的口腔卫生,要注意以下几点:①每天至少刷牙 2 次(晨起和入睡前);②吃完零食或餐后清洁口腔;③用牙线清洁牙齿;④每半年到 1 年做 1 次专业牙齿清洁;⑤定期到医院检查牙齿。

七、带领学员做 1 次八段锦

八段锦的好处与功效(引自附录一讲义 54):①调理心肺功能,改善心血管和呼吸系统的功能。②可以改善胃肠道功能,尤其对于消化不良、便秘人群效果较好。③减轻烦恼、愉悦心情。如摇头摆尾可去心火。④强肾健腰。如两手攀足固肾腰。⑤活血理气、通畅血脉、清脑明目,提高人体的免疫力延缓衰老,预防疾病的发生。如背后七颠百病消。⑥通过运动,提高人体肌肉与关节活力,提升人体的运动功能。

八段锦顾名思义分为八段,教师和助教应熟悉八段锦,可从分解动作开始带领学员一起做(见图 6-3),学员学会后,用投影仪播放视频让学员跟着视频操练。

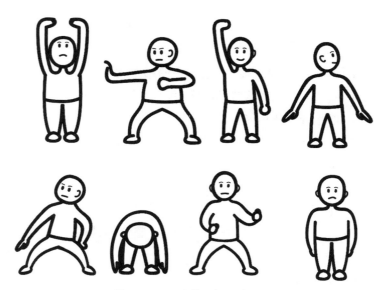

图 6-3 八段锦分解动作示意

(1) 两手托天理三焦,也称为双手托天理三焦:八段锦中的第一式,把两手掌交叉上举于头顶,配合双膝微微弯曲下蹲,主要达到血液在全身的散布的作用。

（2）左右开弓似射雕：八段锦中的第二式,双腿弯曲形成马步,左右胳膊依次伸直,手掌成爪形,主要达到扩大胸腔调节肌肉,对肺部和心脏有调理作用。

（3）调理脾胃须单举：八段锦中的第三式,将左右两手互换依次单手上举于头,配合双腿微微屈膝,达到牵扯身体经络的目的,从而起调理脾胃的作用。

（4）五劳七伤往后瞧：八段锦中的第四式,站立的同时稍微弯曲膝盖,脖子左右缓慢地向后扭动,达到放松颈部肌肉的效果,起到预防颈椎病的作用。

（5）摇头摆尾去心火：八段锦中的第五式,以蹲马步的固定姿势,摇晃上身和脑袋,达到腰部、脊柱和脖颈同时锻炼的效果,起预防颈椎病等的效果。

（6）两手攀足固肾腰：八段锦中的第六式,弯曲腰部把双手与双脚同平,从而达到锻炼腰部的作用,弯腰的同时肾脏受到牵引按摩,也有增强肾气的功能。

（7）攒拳怒目增气力：八段锦中的第七式,攒双拳达到增加力气,以马步锻炼站桩,可以说这一式与武术中的马步冲拳一样,但是这一式更能养生。

（8）背后七颠百病消：八段锦中的第八式,背后踮脚7次达到百病消除,该动作通过足跟的上下起落,整个脊柱得到震动,使精神为之一振。

八、本节课小结

（1）本节是社区认知干预训练课程的最后一次课程。

（2）复习脑健康的四大要素。

（3）带领学员对前几节课程中提到的一些提高记忆的技巧和方法进行巩固与练习。

（4）与学员就认知障碍的概念、观点及参加认知干预训练课程的动机及收获做了交流、互动。教师及助手认真记录学员的反馈及课堂上遇到的各类问题，为以后教学提供参考。

（5）带领学员操练八段锦，并鼓励学员回家练习。

（6）鼓励学员在日后的生活中多运用课堂中学到的各种记忆技巧与方法，并保持已经形成和正在形成的健康生活习惯。

九、给教师的建议

关于脑健康相关的理论知识，在前 5 节课程授课教师都与学员分享了。本节课主讲教师主要以练习、回忆的形式加深对相关知识的记忆，提高记忆技巧的一些方法应用的熟练程度。组织参课学员对社区脑健康课程的感受进行了讨论，认真记录学员提出的问题或者一些建议，为后期进一步优化教学内容和授课流程提供依据。

第七课　人机训练课程

　　自 1946 年世界上第一台数字计算机诞生以来，计算机为人的能力的扩展提供了巨大的帮助，人机交互（human-computer interaction）是研究人与计算机之间通过相互理解的交流与通信，在最大程度上为人们完成信息管理、服务和处理等功能的一门技术科学。

　　从 1969 年第一次人机系统国际大会到 2010 年的中国人机交互研讨会，再到 2016 年中国计算机学会成立人机交互专业委员会，人机交互理论和技术经历了多个阶段的发展，如基于键盘和字符显示器的第一阶段、基于鼠标和图形显示器的第二阶段、基于多媒体技术的第三阶段。20 世纪 90 年代开始逐渐进入第四阶段，即多渠道、多媒体的交互阶段。家用电脑、智能手机、智能手环、虚拟现实装置等新的交互设备在全世界范围内得到应用，人机交互空间和领域发生了巨大变化。新的技术不断产生，如语音分析、手势识别、运动跟踪、凝视控制等，利用指纹、声音、面部等特征识别个人，都在推动人机交互技术在不同场景开展应用。

　　当前，虚拟现实、移动计算、普适计算等新技术发展迅速，对人机交互技术提出了新的挑战和更高的要求，同时也提供了许多新的机遇。在这一阶段，自然和谐的人机交互方式得到了一定的发展，其主要特点是基于语音、手写体、姿势或者跟踪、表情等输入手段进行多通道交互，其目的是使人能以声音、动作、表情等自然方式进行交互操作，这正是理想的人机交互所强调的"用户自由"之所在。

　　而在健康干预领域中，虚拟现实（virtual reality，VR）技术正逐渐被应用。虚拟现实亦称灵境或人工环境,该技术利用计算机软硬件、传感器和网络技术产生一个包括三维几何空间和时间维的四维空间虚拟世界,提供视觉、听觉、触觉、嗅觉、味觉等感官的模拟,让使用者如同身临其境一般,可及时、没有限制地观察和触摸四维空间内的事物。

基于视觉的人机交互研究可能是该领域中最普遍的。考虑应用程序的范围和各种开放问题和方法,研究人员试图解决可视为视觉信号的人的不同方面的反应。由于应用的不同每个地区目标也不同,但是每个区域的普遍观念是大体一致的。面部表情分析一般是处理视觉情绪认知。这个领域的研究焦点是人体运动跟踪和手势识别,这个领域可以有不同的研究目的,但他们大多是用于直接命令中人与计算机的互动。目光检测则主要是以间接形式使用户与机器间进行互动,更好地理解用户的注意力、意图或敏感的情况。一个例外是帮助残疾的眼跟踪系统,它主要作用在命令和动作场景,如指针运动、闪烁、点击。值得注意的是,一些研究人员试图协助甚至取代其他类型的相互作用(音频,传感器为主)与视觉方法。例如,唇读或唇运动跟踪是已知的用于语音识别纠错的一个有效的帮助。下面以常见的人体运动跟踪设备 Kinect 为例。2009 年微软公司发布了 Kinect 摄像机,与普通摄像机只能获得彩色图像不同,Kinect 摄像使用非接触式主动扫描技术,其深度传感器可以不受光照影响,同时获得被测物体的颜色和深度信息。Kinect 具有成本较低、开发潜力大、操作简便、重量小等优点,是理想的三维场景重建技术获取设备。

基于音频的计算机和人之间的交互是人机交互系统的另一个重要领域。这个领域处理不同的音频信号获得的信息。虽然音频信号的性质可能不可以作为视觉信号,但从音频信号收集到的信息更值得信赖、更有用,在某些情况下可成为独特的信息提供者。

从历史上看,语音识别和说话人识别的研究一直是主要的焦点。最近的努力是在人机交互分析领域整合人类情感。相比其他的音调和音高的语音数据,典型的人类听觉的迹象,如叹息、惊呼等帮助的情感分析,设计更智能化的人机交互系统。音乐的生成和互动是一个人机互动艺术领域非常新的应用,它主要集中在音频和视觉研究中。

　　人机交互结合了各个领域的广泛应用。这些不同领域的共性是,在人机交互中至少有一个物理传感器。这些传感器已经存在了一段时间,可以非常原始或复杂,其中涉及一些非常新的技术。如,笔式传感器主要在移动设备领域,并且涉及笔势和手写识别领域。运动跟踪传感器/数字转换器是最先进的技术,彻底改变了电影、动画、艺术和游戏产业,可以通过穿戴布或者关节传感器的形式出现,使得电脑更能与现实世界进行交互,人们可以创建独特的世界。触觉和压力传感器应用在机器人和虚拟现实领域。新的机器人包括数以百计的触觉传感器,使机器人敏感和有触摸能力。这些类型的传感器还应用于医疗领域,如在手术中的应用等。

　　目前,互联网应用及人机交互多侧重与青少年和成年人,面向老年人群的应用比较少,主要侧重于老年人信息、产品、交流、娱乐和定位防走失等应用。针对老年人群的认知训练领域的开发处于起步阶段。在社区认知干预训练项目中,使用者可以发现有许多"游戏"元素的介入。法国社会学家 Roger Caillois 在他的著作《游戏和男人》中,将游戏的特征归纳为:趣味性、独立性、不确定性、非生产性、规则管理性及虚构性。游戏的交互性是由环境来定义的。目前计算机技术和人机交互技术的发展可以将多种现实中认知训练项目转化成计算机上虚拟空间上的游戏。人机交互游戏需要使用一个或多个输入设备,通常是一个按钮/操纵杆组合或者轨迹球、控制器等敏感工具,或者手势控制,既锻炼了手指的灵活性,达到了"手指操"的目的,又对大脑认知功能有强化训练的作用。屏幕上的电子游戏不需要有与真实世界游戏相同的物理技能、力量或危险,并且可以提供非常真实、夸张或不可能的肢体活动,安全性高。游戏不应只归纳为"玩物丧志",在人类发展过程中,游戏对人的肢体活动、社交活动、智能发展都起着非常重要的促进作用。游戏特别是"严肃游戏"(serious game)在促进人类认知能力发展中的作用和功能也被脑科学研究所证实。维基百科将"严肃游戏"定义为:专为纯粹娱乐以外的主要目的而设计的游戏。这些"以外的目的"可以是发展技能、传达意义、传递信息、授课、提供经验和情感,或者改变行为和态度等。世界各国也有诸多严肃游戏对认知功能刺激的研究报道。随着智能手机的普及,一些严肃游戏的应用程序正在被用于教育、康复、治疗、健康促进和监测等领域。采用自适应性软件训练可以提高前额叶和顶叶皮质的激活程度,而前额叶和顶叶皮质的激活程度与工作记忆容量呈正相关。科技进步及全球人口老龄化的增长,促使多家厂家研发相关的游戏/趣味训练软件作为改进老年人的认知功能和身体健康的工具。下面介绍我们这个项目应用的4款人机交互游戏的使用。

一、体感认知训练:时钟

1. 内容

本项目在电脑屏幕显示一个时钟的界面,游戏时,参加训练的老人双臂伸直放在身体两侧,随着游戏,老人双臂摆出与钟面显示的时间相同的姿势,为任务完成。这款人机互动游戏既训练了老年人的时间和空间定向功能及执行功能,也训练了老人的记忆力、注意力、抽象思维能力、布局安排能力和数字识别能力。

2. 操作流程

(1)双击,打开软件。

（2）电脑屏幕显示图7-1所示的界面，让学员移动身体，使小球靠近圆心的位置，然后停止移动，待右侧数值达100%，传感器完成捕捉识别（见图7-1）。

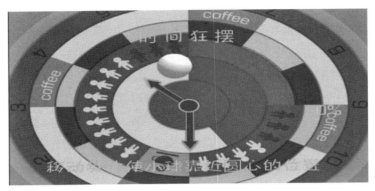

图7-1　体感认知训练游戏准备界面

① 准备开始游戏。

② 电脑屏幕右侧显示一个时间（见图7-2），左侧手臂代表时钟左侧指针，右侧手臂代表时钟右侧指针。

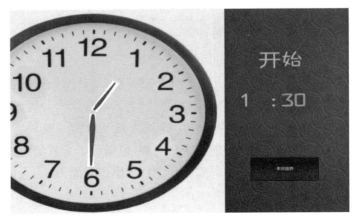

图7-2　体感认知训练手臂指针界面

③ 双臂指对应的位置保持几秒钟，即为完成任务（见图7-3和图7-4）。

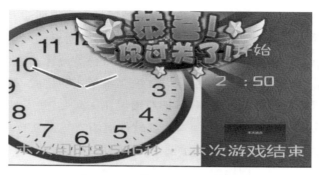

图7-3　体感认知训练通关界面

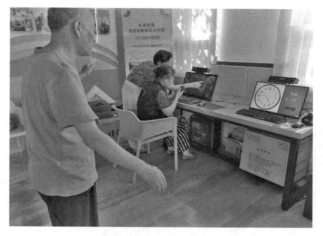

图7-4　体感认知训练现场实景图

3. 训练作用

（1）锻炼大脑快速反应能力与思考能力。

（2）锻炼身体平衡和协调能力。

（3）提升学员的关注力。

二、认知功能空间旋转训练：心智旋转

1. 内容

心智旋转是一种想象自我或客体旋转的空间表征动力转换能力，是评定空间智能的重要标尺。1971 年美国斯坦福大学的心理学家谢帕德（R. Shepard）和梅茨勒（Metzler）等设计了这个实验。实验材料由多对不同方位的立方体的二维形式图组成，每一对图的图形完全相同，但方位不同，把对图混在一起后，要求被试者找出对图，计算其所用的时间。本款软件运用人机交互技术和 3D 游戏动画技术，电脑屏幕显示两个 3D 图形在左右两侧。左侧图形保持不动，右侧图形由手柄控制，将两个图形完全重合，即为完成任务。

2. 操作过程

（1）双击，打开软件，单击练习模式/匹配模式。

（2）电脑屏幕出现图 7 - 5 所示的画面，拿起手柄，在合适的位置，按前方大按钮。

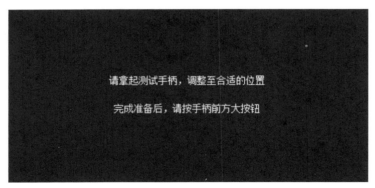

图 7 - 5　心智旋转训练准备提示界面

（3）出现游戏画面（见图 7 - 6），通过移动旋转手柄，将右侧图

形移动、旋转,使其与左侧图形重合。

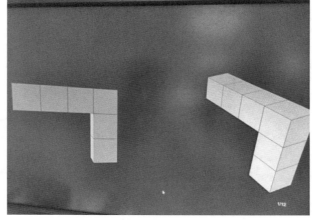

图 7 - 6 心智旋转训练游戏界面

(4)两图形重合几秒钟后,屏幕显示操作成功(见图 7 - 7),自动跳转下一题。本训练有 12 题,全部完成,即游戏完成(见图 7 - 8)。

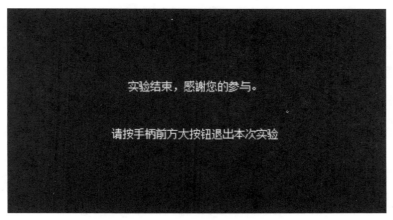

图 7 - 7 心智旋转训练结束提示界面

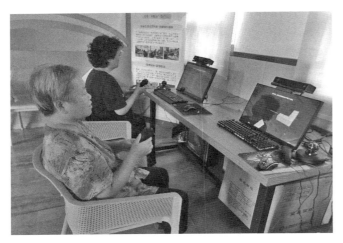

图 7 - 8　心智旋转训练现实场景

3. 训练作用

（1）锻炼空间想象力，包括几何观察能力、空间思维能力和空间构形能力。

（2）锻炼解决问题的动脑能力和动手操作的能力。

三、认知记忆力训练：自动取款机 ATM

1. 内容

本软件运用触控式面板以及 3D 立体显示技术，模仿真实 ATM 的操作流程，包括查询余额、取钱、转账 3 种任务类型，通过对密码以及任务所需操作金额的记忆，完成任务流程。

2. 操作过程

（1）双击，打开软件（本游戏整个过程用手指点触显示屏）。

（2）选择任务（选择查询余额、取钱、转账其中一项，本次以取钱为例），手指点开始，出现任务。任务内容包含：银行卡号（账户号）、密码、取钱金额（见图 7 - 9）。

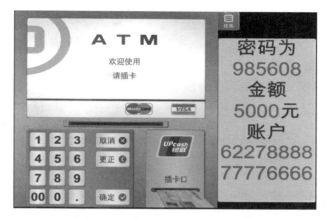

图7－9　自动取款训练开始界面

（3）进入 ATM 主界面（见图7－10），手指点插卡口，插入银行卡（见图7－10）。

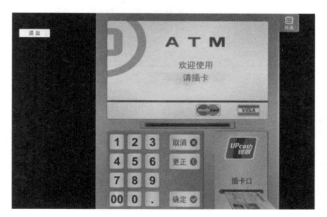

图7－10　自动取款训练插卡界面

（4）插入银行卡后，出现输入密码界面，输入之前记住的密码，手指点确定。

（5）进入下一个界面，手指点任务中所需要完成的操作：取钱,输入任务中需要完成的取钱金额,手指点确定。

(6) 模仿真实 ATM,会显示出"钱"从 ATM 中送出,手指点"钱"取走。

(7) 显示成功取出任务所需金额,手指点屏幕,然后点返回首页,完成最后一步骤:退卡。即完成任务(见图 7‐11)。

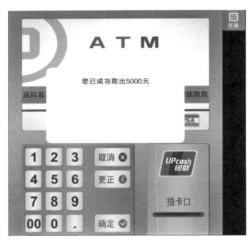

图 7‐11 自动取款训练任务完成界面

3. 训练作用

(1) 通过声音、图像等刺激病人的记忆力并进行认知功能评估。

(2) 锻炼瞬时记忆能力。

(3) 整个过程计时计错,锻炼操作者判断决策能力。

(4) 锻炼思考能力和反应能力。

四、左右脑平衡(轨迹追踪)

1. 内容

本软件运用动作追踪以及触屏技术,将电脑一侧的图形,在另一侧无轨迹的情况下描绘出来,完成临摹即完成任务。

2. 操作过程

(1)双击,打开软件,显示界面如图7-12所示。(本游戏整个过程用手指点触或滑动显示屏)。

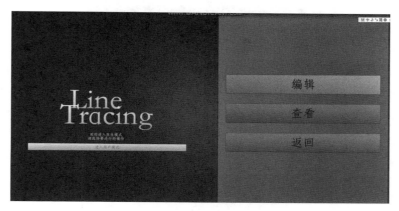

图7-12 轨迹追踪训练开始界面

(2)左侧选择进入医生模式,根据自己的喜好绘制一个图形(见图7-13),最好是一笔连贯完成。

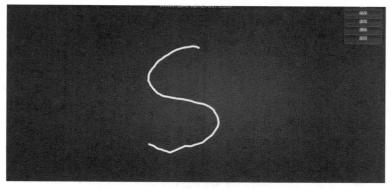

图7-13 轨迹追踪训练绘图界面

（3）手指点右上角保存，给图形命名后，点 OK，即完成任务图的绘制和保存（见图 7 - 14）。

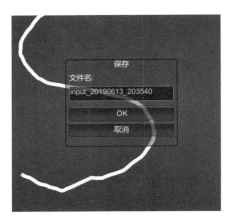

图 7 - 14　轨迹追踪训练图形保存界面

（4）返回首页面，选择进入用户模式，在右上角下拉框选择之前绘制的任务图形，并选择左右分屏（也可以上下分屏，或左右颠倒、完全颠倒以增加绘制的难度），手指点确认，开始游戏。图 7 - 15 所示为本训练的任务选择界面。

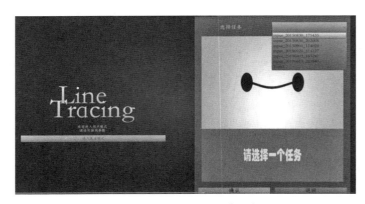

图 7 - 15　轨迹追踪训练任务选择界面

（5）图 7-16 所示为左右分屏,左侧为参考目标图形,右侧为绘制区域,绘制区域有绘制点和绘制终点。按照左边图形,在绘制区绘制出相同的图形,然后将左侧图形线条完全消除,即任务完成。

图 7-16 轨迹追踪训练线条消除任务界面

3. 训练作用

（1）锻炼左右脑平衡能力。

（2）锻炼手眼协调能力。

（3）锻炼手部运动和细节操作能力。

五、给教师的建议

每个项目的学习都需要培训老师多操作几遍以后,让学员有初步了解如何操作后,让他们自己练习操作过程,遇到不懂的问题,帮助其解答,但最好不要帮助其完成游戏任务。

督促学员积极参加人机训练,进步是潜移默化的,持之以恒才是最重要的。

附录
工具手册

附录一　讲　义

讲义 1　客观记忆评估 1

在 2 分钟时间内,尝试不用纸笔记录或拍照,用大脑记忆以下词组:

小丑	蜡笔
天空	救生筏
钢琴	毯子
香蕉	书
艺术家	铅笔

讲义 2　中国式地中海饮食食谱

第 1 天

早餐:燕麦酸奶(燕麦 10 g,酸奶 200 g),杂粮面包 2 片。

午餐:杂粮饭(粳米 70 g,藜麦 30 g),清炒西兰花(西兰花 200 g,油 5 g),山药炒肉片(山药、瘦肉各 50 g,油 10 g),紫菜蛋汤(紫菜适量,鸡蛋半个)。

晚餐:杂粮饭(粳米 70 g,黑米 30 g),鸡胸脯肉沙拉(鸡胸脯肉 50 g,苦菊 100 g,生菜 100 g,圣女果 100 g,橄榄油 10 g);点心为 1 个水果。

第 2 天

早餐:葡萄干燕麦粥(葡萄干 10 g,燕麦 20 g,粥 1 小碗),菜肉包 1 个。

午餐：粳米饭 90 g，蒸玉米 1 段，清炒时蔬（时蔬 200 g，油 10 g），清蒸基围虾（虾 100 g，橄榄油 5 g）；点心为 1 杯牛奶。

晚餐：番茄生菜鸡蛋面（番茄、鸡蛋各 1 个，生菜、面各 100 g，油 10 g）；点心为 1 个水果。

讲义 3　微笑练习

（1）放松你的脸、头颈、肩膀的肌肉，提起嘴角微笑，保持微笑做 3 个深呼吸。

（2）微笑时嘴唇轻轻地上扬，脸上的表情放松。尝试着练习一个面部放松的表情。

（3）记住：你的身体会影响你的精神状态。

讲义 4　手指操（分解动作说明）

（1）掌心对掌心，上下摩擦。

（2）右手掌心斜对左手手背，互搓；然后相反，左手掌心斜对右手手背互搓。

（3）十指相扣，握紧与放松交替，左右手前后交替。

（4）十指紧扣，转动双手手腕，画横的"8"字形。

（5）举起双手，食指、中指、无名指、小指分别依次扣大拇指。

（6）双手握拳和放松交替，大拇指在内侧。

（7）左手握拳，右手五指张开；右手握拳，左手五指张开；左右交替。

（8）左手张开，手掌贴胸口，同时右手握拳伸直；右手张开，手掌贴胸口，同时左手握拳伸直。左右手同时做动作，交替进行。

（9）右手用力依次撸左手的每个手指，然后左手用力依次撸右手的手指，双手交替。

（10）左手伸直，五指并拢，右手握左手的四指，往后按压；换右手伸直，五指并拢，左手握右手的四指，往后按压；双手交替。

（11）双手的拇指与食指碰触,组成一个菱形。然后左手拇指往上去碰触左手食指,左手食指放松朝上,左手大拇指向上去碰触右手拇指,左手食指向上碰触右手食指,重新组成一个菱形。换右手拇指开始重复动作。

（12）双手在右眼前做照相机的动作,右手在上,左手在下,拇指和食指相对,组成一个长方形;然后双手在左眼前做照相机的动作,左手在上,右手在下,组成一个长方形。交替进行。

讲义5 "关注—闪存—关联"策略练习

（1）扳手—水晶灯。

（2）汽车—冰块。

（3）钥匙—树。

（4）壁炉—玫瑰。

讲义6 记忆辅助工具

（1）笔记和提醒。

（2）计划表。

（3）备忘录。

（4）即时贴。

讲义7 健康饮食诀窍

监测卡路里的实用建议

（1）饮用大量的水,每天至少6杯。

（2）提前规划你的三餐。不要让自己过度饥饿,以至于吃垃圾食品填肚子或者过饱。

（3）保持较低的饭量,避免饱餐,每餐之间吃些健康的零食,避免产生饥饿感。

（4）添加香料,香草,大蒜和其他健康的调味品。

（5）外出就餐,试着吃一部分主菜,另外一部分打包。

（6）烹饪或订购小份的食物避免过饱。

（7）避免夜间吃零食。入睡前 1～2 个小时前刷牙作为提醒。

（8）考虑用下列更低卡路里的食物代替对应的高卡路里食品：

低卡路里食物	高卡路里食物
➢ 鱼肉或家禽胸脯肉	红肉（牛羊肉等）
➢ 脱脂冷藏酸奶	冰激凌
➢ 新鲜水果	加糖的罐头水果
➢ 低脂或者脱脂牛奶	全脂牛奶
➢ 未涂黄油的爆米花	涂黄油的爆米花

讲义 8 零食分类表

零食种类	食物举例
糖果类	各种巧克力、奶糖、水果糖、软糖、果冻等
肉类、海产品、蛋类	水煮蛋、牛肉干、火腿肠、卤鸡蛋、海苔、炸鸡等
谷类	燕麦片、全麦面包、苏打饼干、奶油蛋糕、方便面
豆类及豆制品	豆浆、卤豆干、兰花豆等
蔬菜水果类	黄瓜、番茄、苹果、橙子、香蕉、蔬果干、水果罐头、蜜饯、果脯等
奶及奶制品	纯牛奶、酸奶、奶酪、炼乳等
坚果类	杏仁、开心果、榛子、盐焗腰果、琥珀核桃、鱼皮花生等
薯类	蒸红薯、地瓜干、炸薯条等
饮料类	鲜榨蔬果汁、优酸乳、雪碧、可乐、冰红茶等
冷饮类	雪糕、冰淇淋等

讲义 9 MIND 饮食方案

至少：

每天 3 份全麦饮食；

1 份色拉及蔬菜；

每天 1 份坚果；

每 2 天 1 份豆类；

每周 2 份禽类肉制品；

每周 1 份鱼；

每周 2 份莓类水果；

每天 1 杯葡萄酒。

讲义 10 图片法练习：日常任务

（1）买衣架，买生日蛋糕。

（2）给遥控器换电池，给孙女预定 1 个草莓蛋糕。

（3）买狗粮，给植物浇营养液。

（4）去居委会拿老年节礼物，买 8 粒大衣扣子。

讲义 11 图片法练习：电影名字

（1）《三毛流浪记》——头上只有三根毛的小孩想象自己能饱饱地吃一顿。

（2）《芙蓉镇》——开满粉色芙蓉花的小镇。

（3）《湄公河行动》——湄公河上有军人在执行任务。

（4）《高山下的花环》——高山的脚下有女童在编织花环。

（5）《桃姐》——卖水蜜桃的年轻女子。

讲义 12 归类法练习 1

水	手提包
钱包	可乐

讲义 13 归类法练习 2

锤子	胡萝卜	高尔夫俱乐部	球拍
篮球	生菜	黄瓜	螺帽
番茄	蝙蝠	钉子	扳手

【参考答案】①运动相关类：高尔夫俱乐部、球拍、篮球；②工具类：锤子、扳手、螺帽、钉子；③蔬菜水果类：胡萝卜、生菜、黄瓜、番茄；④生物类：蝙蝠。

讲义 14　归类法练习 3

烤箱	跑车	鹰	微波炉
电话	飞机	麻雀	传呼机
汽艇	搅拌机	传真机	鸵鸟

【参考答案】①交通工具类：跑车、飞机、汽艇；②通信工具类：电话、传呼机、传真机；③鸟类：麻雀、鸵鸟、鹰；④厨房用具类：搅拌机、微波炉、烤箱。

讲义 15　简单的呼吸练习

教师指导语：

请坐在椅子上，身体前倾，您的手臂松弛地悬在身体两边。

眼睛向前平视，然后闭上。

挺胸，深吸气。请用腹式呼吸，并数数字"一、二、三、四"（缓慢地说出每个数字，数字之间间隔 1 秒）。

先屏住呼吸，然后边收腹呼气，边数数字"一、二、三、四"。

重复这个动作 3 遍。

讲义 16　深度的呼吸练习

教师指导语：

请舒适地坐在椅子上，用鼻子缓慢地吸气。

想象空气进入鼻腔，慢慢地流入您的胸腔，使您的胸腔膨胀。

然后慢慢地从鼻子呼出气体，想象气流慢慢地上升，通过胸腔到鼻腔；最后离开您的身体。

缓慢地重复上述动作几分钟。

讲义 17　身体扫描

教师播放轻柔舒缓的音乐(如海浪、虫鸣等自然声音),请大家放松全身肌肉,使全身肌肉处于松弛状态,依旧以舒适的姿势坐在椅子上。

教师指导语:

请闭上您的眼睛,深吸一口气,然后慢慢吐气。

将注意力集中在您的头部和头皮,想象正在释放压力。

将您的注意力慢慢地移到面部肌肉,并释放压力。

让放松的感觉逐步延伸到您的颊部和下巴,再往下延伸到颈部和肩部,释放压力,保持缓慢地深呼吸。

有节奏地继续向下放松您的上肢、手、腹部、背、臀部、腿和脚趾。

继续保持深呼吸 2 分钟,让您的身体随着每次呼吸释放更多的压力。

讲义 18　渐进式身体放松法

教师指导语:

首先收紧您的脸部肌肉,包括您的前额、脸部、嘴巴和上颈部的肌肉,然后放松全身各处的肌肉。

在放松肌肉的同时说出声来,告诉自己:脸部放松、嘴巴放松等。

重复以上收紧-放松动作。

轻轻地转动头部,同时有意识地收缩-放松颈部的肌肉。肩部肌肉收紧-放松。左臂肌肉收紧,从肩部到手指头,不要握紧拳头或举起手臂,然后收紧右臂,再慢慢地放松。

轻轻收紧胸部和腹部的肌肉,不要屏住呼吸,然后,慢慢地放松。

轻轻地收紧左侧臀部肌肉,再慢慢地放松。

轻轻地收紧左腿肌肉从小腿到脚再到脚趾头,慢慢地放松。

轻轻地收紧右侧臀部肌肉,再慢慢地放松。

轻轻地收紧右腿肌肉从小腿到脚再到脚趾头,然后慢慢地放松。

当您的肌肉不再那么紧张了,有意识地将注意力重新回归您的腿部、腹部、胸部、手臂和脸上。

讲义 19　手腕按摩操

第一节:按压内关穴。

第二节:按压神门穴。

第三节:按摩旋转手腕。

第四节:拍打手背。

第五节:按摩手背。

讲义 20　归类法练习 3

笛子	钱包	钢琴	钥匙
黑板	梳子	手电筒	牙刷
橡皮	手机	歌曲	笔记本

【参考答案】音乐和乐器类:笛子、钢琴、歌曲;文具或与学习相关类:黑板、笔记本、橡皮;日用品:牙刷、梳子、手电筒;出门物品:钱包、钥匙、手机。

讲义 21　句子记忆法练习 1

待办事项:

(1)买一只烧鸡。

(2)给一位生病的朋友带一束花。

(3)回复外甥的婚礼邀请。

讲义 22   句子记忆法练习 2

待办事项：

（1）给电瓶车上机油。

（2）去银行换新存折。

（3）将梯子归还给邻居。

讲义 23   句子记忆法练习 3

待办事项：

（1）更换门厅灯上 75 瓦的灯泡。

（2）为朋友购买一盒巧克力。

（3）清理垃圾。

讲义 24   句子记忆法练习 4

待办事项：

（1）购买回形针。

（2）购买一个馅饼。

（3）购买猫粮。

（4）清洗花园。

讲义 25   故事记忆法练习 1

用以下词组编一个故事

（1）大猩猩。

（2）蓝天。

（3）草地。

（4）短袖 T 恤。

（5）吉他。

讲义 26   故事记忆法练习 2

将以下代办事项编入一个故事场景

（1）购买巧克力酱和橙汁。

（2）购买橡皮和胶水为制作一个艺术品做准。

（3）购买西兰花。

（4）购买止痛片。

讲义 27　故事记忆法练习 3

您即将参加一个旅行，请准备下列物品：

（1）带上一把手电筒。

（2）带上驱蚊剂。

（3）带一把雨伞（可能会下雨）。

（4）购买一把旅行牙刷。

（5）暂停送牛奶。

讲义 28　故事记忆法练习 4

用故事法记忆以下单词

（1）香蕉。

（2）律师。

（3）风筝。

（4）笔记本。

（5）马。

（6）公路。

（7）背心。

讲义 29　扑克牌游戏：扑克牌闪记

游戏规则：

参与人员：2 名及以上，从中选出一人记忆，其余的人出牌。开始游戏：从出三张牌开始，出牌人抽出三张牌，不能让记忆者看见，但自己要记住自己所出的牌。说开始时，出牌人同时将牌展现给记忆者，让记忆者观察 2 秒钟，然后迅速盖住所出的牌，记忆者要说出所展示的牌(只需要记忆牌的数字,不需要记忆花色)。(判断记忆者的记忆是否正确。)依次增加出牌的数量,4 张、5 张、6张……直至记忆者出现记忆错误,则换下一位记忆者,重复上述步骤继续游戏。

讲义 30　扑克牌游戏:24 点计算

任意抽取 4 张牌(称为牌组),用加、减、乘、除(可加括号,高级玩家也可用乘方开方与阶乘运算)计算牌面上的数,计算结果为 24。

游戏规则:

拿一副牌,抽去大小王后(初练也可以把 J、Q、K 和大小王都拿去),剩下 1~10 共 40 张牌(以 1 代替 A)。(注:J 为 11、Q 为12、K 为 13)

例:抽取四张扑克牌为 1、2、4、6,运用 + 、 − 、× 、÷ 运算法则计算,得出的结果为 24。

讲义 31　数独(九宫格)

数独是一种运用纸和笔进行演算的逻辑性数字填充游戏。玩家须将 1~9 中的数字填进每一格,而每行、每列和每个宫(即 3×3 的大格)均需集齐 1 至 9 所有的数字,同一个数字不可以在同一行、同列或宫中出现多于一次。数独题目设计者会提供一部分数字,使谜题只有一个答案。

游戏规则

玩家需要根据 9×9 盘面上的已知数字,推理出所有剩余空格的数字,并满足每一行、每一列、每一个粗线宫(3×3)内的数字均含 1~9,不重复。初学者可以从 4×4 盘面开始,使每一行、每一列以及每一个 2×2 的格子里都包含数字 1~4。

讲义 32　世界卫生组织(WHO)锻炼指导

6～17 岁人群

【推荐运动量】

每天中或高强度活动≥60 分钟,每周至少 3 天做高强度活动,包括肌肉强化活动及骨骼强化活动。

【代表运动】

(1) 中等强度运动:轮滑、骑自行车。

(2) 高强度运动:跳绳、各种球类、游泳、武术等。

(3) 肌肉和骨骼训练:拔河、攀岩、俯卧撑、仰卧起坐、跳远、跑步等。

18～64 岁人群

【推荐运动量】

每周 150 分钟中强度有氧体力活动,有氧活动每次至少持续 10 分钟。每周至少应有 2 天进行强壮肌肉的活动。

【代表运动】

(1) 中等强度运动:快步走、游泳、交际舞。

(2) 高强度运动:跑步、负重远足、有氧操、快速骑车等。

(3) 肌肉训练:弹力带训练、引体向上、仰卧起坐等。

65 岁以上人群

【推荐运动量】

原则上与 18～64 岁人群一致,如因慢性疾病无法完成,应根据自身身体情况有选择性地锻炼。

【代表运动】

(1) 中等强度运动:步行、跳舞、游泳、骑车、高尔夫球。

(2) 肌肉训练:哑铃、园艺、瑜伽、太极拳等。

(3) 平衡训练:一字站立平衡、平衡移动等。

讲义 33　颈部拉伸运动

热身

（1）摆动所有的脚趾，5～10 秒。

（2）转动脚踝，左右各 5～10 秒。

（3）弯曲膝盖，左右各 5～10 秒。

（4）站立，双脚打开，与肩同宽，转动臀部，每侧 5～10 秒。

（5）来回扭动躯干，5～10 秒。

（6）转动肩部，左右各 5～10 秒。

（7）弯曲肘部，左右各 5～10 秒。

（8）从一侧到另一侧转动颈部，5～10 秒。

（9）转动手腕，左右各 5～10 秒。

（10）摆动所有的手指，5～10 秒。

拉伸运动

（1）头颈旋转：①双手下垂呈自然状态，稍微抬起下巴，注视前方；②将头部转向右侧，保持 5 秒；③缓慢地把头部移至中心位置，休息 5 秒。另一侧重复以上动作。

可锻炼部位：胸锁乳突肌、夹肌、肩胛提肌、斜方肌、棘间韧带、关节囊韧带。

（2）颈部向上倾斜：①双手下垂呈自然状态。缓慢抬起头部，使鼻尖朝向右上，注视上方；②保持 5 秒；③缓慢地把头部移至中心位置，休息 5 秒。另一侧重复以上动作。

可锻炼部位：胸锁乳突肌。

（3）颈部侧倾：①身体挺直，双手下垂呈自然状态，稍微抬胸，肩部稍压向后下方；②缓慢地向右倾斜头部，感觉头部重量转移至这个方向，将手掌放在头上，用手指摸耳。另一只手臂向下伸展，手指伸直，保持 5 秒；③手臂放松，缓慢地将头部移至中间位置，休息 5 秒。另一侧重复以上动作。

可锻炼部位：肩胛提肌。

（4）颈后拉伸：①双手十指交叉放于脑后；②稍微低头，保持 5 秒；③缓慢地把头部移至中心位置，休息 5 秒。另一侧重复以上动作。

可锻炼部位：胸锁乳突肌、项韧带、棘上韧带、斜方肌。

（5）三头肌拉伸：①身体直立，提胸，向后下方按肩部；②将右臂举至脑后，肘部弯曲，将肘部移动到脑后中央，右手落在肩胛骨之间；③左手抓住右肘部，在右肘部保持不动的同时，左手轻拉右肘部以强化拉伸；④放松肘部。另一侧重复以上动作。

可锻炼部位：肱三头肌。

【注意】此动作要避免头部和颈部方向一致，脊骨要保持在一条直线上。气息均匀，不要屏住呼吸。

（6）二头肌拉伸：①身体直立，提胸，向后下方按肩部；②两手十指相扣，放在身后，挺直手臂，向内转动腕部，使手掌尽量贴至臀肌处。

可锻炼部位：肱二头肌、前三角肌、胸大肌、胸小肌。

【注意事项】做此动作要避免胸部向前收拢。

讲义 34　阻力带操

1. 下拉式

（1）双侧手臂：①以恰当的姿势坐好或站好，双侧手臂举过头顶，两手各执阻力带一端，大致与肩膀同宽，使阻力带保持适当的阻力。②双臂稍微向前倾斜，保持手腕在中立位（不要屈腕），头部和下背部保持恰当的姿势，慢慢地把阻力带两端向下及两侧拉，直到你的手与肩同高，停留；③慢慢地回到起始的位置。

（2）单侧手臂：①以恰当的姿势坐好或站好，双侧手臂举过头顶,两手各执阻力带一端,大致与肩膀同宽,保持阻力带有适当的阻力。②双臂稍微向前倾斜,保持一侧手臂不动,另一侧手臂向下向外拉伸,直到手与肩同高;③左右两臂交替运动。

2. 反向飞鸟

（1）以恰当的姿势坐好或站好,两手在胸前握住阻力带;双臂在身前伸直;调整阻力带的长度,直到达到合适的阻力。

（2）保持双臂平行于地面,手腕在中立位(不要屈腕),头部和上背部保持恰当的姿势,慢慢地向两侧打开。

（3）双臂慢慢地回到起始的位置。

3. 水平胸前推

（1）以恰当的姿势坐好或站好,把阻力带从后背中上部绕过腋下,双手在前胸握住阻力带,调整手握的位置直至产生足够的阻力。

（2）保持手腕在中立位(不要屈腕),头部和上背部保持恰当的姿势,慢慢地将阻力带两端向前推。

（3）当手臂在身前伸直时停。

（4）慢慢地回到起始位置。

4. 水平肱三头推举

（1）以恰当的姿势坐好或站好。两手在胸部高度、大约与肩同宽的位置抓住阻力带。向外抬起两肘,保持双臂平行于地面。

（2）保持右手的位置不变,慢慢地向外伸直左手臂。

（3）慢慢地回到起始的位置并重复上述动作,再换另一侧手臂练习。

（4）变为双侧手臂,两侧手臂同时完成这个动作。

5. 前平举

（1）站在阻力带中间,两手握住阻力带。将手臂放在身体旁边,手掌面向大腿。调整对阻力带的抓握位置,直到获得合适的阻力。

（2）保持手臂伸直,慢慢地向前伸直手臂,但不要高于肩部。再慢慢地回到起始的位置。

（3）变为单侧手臂,左右两臂交替进行训练。

6. 肱二头肌弯举

（1）站在主力带中间,两手分别握住阻力带两端,手心朝前。调整对阻力带的抓握位置,直到获得合适的阻力。

（2）保持肘部贴紧肋骨,手心朝肩部方向,慢慢地屈肘。

（3）慢慢地降低手臂。

7. 踩油门

（1）以恰当的姿势坐直。一只脚放在地面上,另一条腿向前伸直。用阻力带绕过脚掌,并且保持它的位置。

（2）保持膝盖不动,慢慢地绷脚掌,增加阻力带的张力。

（3）回到脚的中立位,重复上述动作;换另一侧继续练习。

8. 腿部推举

（1）以恰当的姿势坐在椅子中间,一只脚放在地板上,另一条腿向前伸直。把阻力带绕在伸直的那条腿的脚掌上,并保持它的位置。慢慢地把膝关节向胸部的方向收回。

（2）伸直腿,确保不要锁住膝关节。

（3）回到起始位置,重复上述动作;换另一侧继续练习。

9. 膝盖外展

（1）把阻力带绕在大腿上,维持一定的张力,然后慢慢地分开膝关节。

（2）回到起始位置,重复上述动作。

10. 手腕折叠

（1）以恰当的姿势坐好或站好,伸直手臂握住阻力带一端。

（2）慢慢地向上转动手腕,抓住一段阻力带,然后转动手腕,并抓住阻力带的更多部分。继续转动手腕,直到阻力带全部握在手中。

(3)一旦阻力带全部握在手中,用手紧紧地挤压阻力带,重复上述动作 10 次;继续换另一侧手练习。

讲义 35 故事记忆法练习 4

运用故事法记忆清朝的 12 位皇帝

努尔哈赤、皇太极、顺治、康熙、雍正、乾隆、嘉庆、道光、咸丰、同治、光绪、宣统。

讲义 36 唐诗背诵:

夜宿山寺

危楼高百尺,

手可摘星辰。

不敢高声语,

恐惊天上人。

讲义 37 数字谐音

0——铃(铃铛)   5——屋(房屋)

1——衣(衣服)   6——柳(柳树)

2——耳(耳朵)   7——旗(旗帜)

3——山(大山)   8——疤(伤疤)

4——寺(寺庙)   9——酒(喝酒)

讲义 38 数字形象

1 像铅笔能写字。   2 像小鸭水中游。

3 像耳朵很听话。   4 像红旗迎风飘。

5 像秤钩秤白菜。   6 像口哨能吹响。

7 像镰刀割青草。   8 像葫芦能装水。

9 像饭勺能盛饭。   10 像油条和鸡蛋。

讲义 39   房间记忆法练习 1

记忆下列三件物品：

鸡蛋、帽子、面包。

讲义 40   房间记忆法练习 2

记忆下列物品：

番茄、纱布、海绵擦、洗发水、饼干。

讲义 41   房间记忆法进阶练习

记住下列清单上的 12 项物品：

（1）派对用的红酒。

（2）晚餐的牛排。

（3）外甥的生日卡片。

（4）厨房的灯泡。

（5）烤派需要的苹果。

（6）给生病朋友买的家庭植物。

（7）足部乳液。

（8）装隔夜食物的袋子。

（9）做沙拉用的水果。

（10）巧克力蛋糕。

（11）外出穿的皮鞋。

（12）可折叠的凳子。

讲义 42   冥想练习

教师指导语：

（1）选择一个舒适的姿势让自己放松下来，放松全身，双手自然地放在膝盖上。

（2）放松脸部肌肉、眼睛、鼻子、嘴唇、舌头、闭上眼睛，把注意力放在呼吸上,用鼻子呼吸。

（3）先不要刻意调整自己的呼吸,只需观察自己呼吸时的状态——呼吸的节奏、快慢、深浅,或者静静地体会呼吸时的紧张与放松。

（4）观察自己呼吸的声音。

（5）授课老师跟随音乐描绘出一种情境,让学员想象自己身处于该情境中,使得身体与精神都完全放松。

（6）音乐结束。

讲义 43　身体记忆法示例

请按顺序记忆以下物品：

①苹果；②可乐；③铅笔；④榴梿；⑤大蒜；⑥拖鞋；⑦电子表；⑧金鱼；⑨酱油；⑩马桶刷；⑪绳子；⑫牛奶。

讲义 44　左右脑协调训练

教师指导语：

请保持坐姿,十指相对呈握球状,以拇指与拇指做相对环绕运动,先按顺时针方向转动,再按逆时针方向转动,每次循环做 5 遍。注意手指不要相碰,依次完成其余的手指。

讲义 45　三通的复原方法。

第 1 步：我们将 3 个部件如图放置,并根据空缺部分的形状,将这 3 块分别命名为 T、J 和 I。

第 2 步：将 J 和 I 拼接在一起,并移动至如图位置。可以取个谐音"JI(集)"。

第 3 步：将 T 和 I 拼接在一起,并移动至如图位置。可以取个谐音"TI(体)"。与第 2 步的谐音"JI(集)"组成一个词语——集体。这也正是鲁班锁所蕴含的意义之一——每一个个体都很相似但又有不同,个体与个体之间相互配合,集体才能壮大起来。

第 4 步：将 J 往右推过去,固定,完成安装。

讲义 46 绕口令

老龙恼怒闹老农

老农恼怒闹老龙

农怒龙恼农更怒

龙恼农怒龙怕农

讲义 47 客观记忆测试（干预后）

弓 箭	胡椒粉	大 象	染发膏
教 练	三明治	山 坡	祖 母
锤 子	沼 泽	膝 盖	香 烟

讲义 48 故事记忆法练习 1

用以下词语编一个故事：

窗户、床、云、枕头、闪电、蜘蛛和杯子。

讲义 49 故事记忆法练习 2

用以下词语编一个故事：

奖杯、旗袍、宝剑、孙悟空、传奇和笼子。

讲义 50 关注—关联—闪存策略练习

（1）警察——速度。

（2）大海——电话。

（3）苹果——鞭炮。

讲义 51 分类法复习

香蕉	毛巾	狮子	电视
冰箱	牙刷	苹果	老虎
香皂	洗衣机	狗	沐浴露
橙子	熊猫	电饭煲	橘子

讲义52　身体法复习

记忆下列超市购物清单

洗发水	辣椒	香肠	牙膏
生菜	鸡翅	苹果	三文鱼
护手霜	果酱	饼干	南瓜

讲义53　想象放松训练——沉浸至最喜欢的场景

海滩想象

试想,你静静地躺在海滩上,周围没有其他的人,蓝天白云,湛蓝的大海,岸边是高大的椰树,身下是绵绵的细沙,阳光温柔地照在身上,你感到无比的舒畅。微风带着一丝海的味道,轻轻地拂过你的脸颊,你静静地聆听着海浪悦耳的歌唱,阳光照得你全身暖洋洋的,你感到一股暖流顺着你的头部,再流进你的右肩,让你感到温暖、沉重;你的呼吸变得越来越慢,越来越深,这股暖流又流进你的右臂,再流进你的右手,整个右手也感到温暖、沉重;这股暖流又流回你的右臂,从后面流进脖子,脖子也感到温暖、沉重;你的呼吸变得更加缓慢深沉,这股暖流又流进你的左肩,左肩感到温暖、沉重;你感到越来越轻松,这股暖流又流进你的左臂,再流进你的左手,左手也感到温暖、沉重。这股暖流又流回你的左臂,左臂感到温暖、沉重;你变得越来越轻松,心跳变慢了,心跳更有力了,这股暖流又流进你的右腿,右腿也感到温暖、沉重;这时你的呼吸缓慢而又深沉。这股暖流流进你的右脚,整个右脚也感到温暖、沉重;这股暖流又进你的左腿,整个左腿也感到温暖、沉重;你的呼吸越来越深,越来越轻松。这股暖流流进你的腹部,腹部感到温暖、沉重;这股暖流又流进你的胃部,胃部感到温暖、轻松;这股暖流又流进你的心脏,心脏也感到温暖、轻松;最后,心脏又把暖流送到了全身,你的全身都感到了温暖而沉重,舒服极了。你的整个身体都十分平静,也十分安静,你已经感觉不到周围的一切了,周围好像没有任何东西,你安然地躺在海边,非常轻松,十分自在……

讲义54　八段锦(分解动作注释)

第一式:两手托天理三焦——两手掌交叉上举于头顶,配合双膝微微弯曲下蹲。

第二式:左右开弓似射雕——双腿弯曲形成马步,左右胳膊依次伸直,手掌变成爪形。

第三式:调理脾胃须单举——左右手互换依次单手上举于头,配合双腿微微屈膝。

第四式:五劳七伤往后瞧——站立的同时稍微弯曲膝盖,配合脖子左右缓慢地向后扭动。

第五式:摇头摆尾去心火——蹲马步,姿态固定,摇晃上身和脑袋。

第六式:两手攀足固肾腰——弯卷腰部把双手放与双脚同平。

第七式:攒拳怒目增气力——马步站桩同时攒拳。

第八式:背后七颠百病消——背后踮脚七次。

附录二　脑力游戏/练习

练习1　找词游戏

在下列表格中找出所有的成语及植物名称并将其划出来。词语出现的顺序可能是前向、后向、垂直向上或者垂直向下。

取	长	补	短	青	山	绿	水	风	葵
热	载	舟	覆	舟	会	机	万	理	日
火	朝	发	夕	至	面	朝	大	海	向
朝	气	小	置	之	死	地	而	后	生
天	蓬	风	转	无	西	理	不	之	置
欲	勃	有	危	吊	兰	子	君	大	身
够	听	含	为	桃	花	合	百	菜	事
信	语	羞	安	雨	梅	万	年	青	外
薰	衣	草	风	信	子	再	三	再	四
和	风	细	雨	小	语	冷	言	冷	季

【答案】

成语：取长补短、青山绿水、和风细雨、冷言冷语、朝发夕至、热火朝天、朝气蓬勃、载舟覆舟、再三再四、置身事外、置之不理、转危为安、置之死地而后生、日理万机、面朝大海。

植物：兰花、风信子、万年青、桃花、梅花、向日葵、吊兰、薰衣草、百合花、君子兰、含羞草。

练习2　数独练习(4×4)

1			
			2
2	1		
		4	

【答案】

1	2	3	4
4	3	1	2
2	1	4	3
3	4	2	1

练习3　九宫格练习

2						7	6	5
3	5		7	6	1		8	
4				2				
	1		4		3		2	
	3	2				4	5	
	4		2		5		3	
				8				3
	9		6	5	7		4	2
6	7	8						1

【答案】

2	8	1	9	3	4	7	6	5
3	5	9	7	6	1	2	8	4
4	6	7	5	2	8	3	1	9
8	1	5	4	7	3	9	2	6
9	3	2	8	1	6	4	5	7
7	4	6	2	9	5	1	3	8
5	9	4	1	8	9	6	7	3
1	9	3	6	5	7	8	4	2
6	7	8	3	4	2	5	9	1

练习4　成语接龙

在下列空白处填上合适的字使其组成正确的成语

	财	如	命			得		望	蜀
如				不	达	意			
己			遭			恩		义	
	其	不	意		形		荆		
	乐			言			请		
	家	可			滔		罪	行	
	穷		正						
	以		传	讹				流	
				望	穿	秋			

【答案】

（1）横：视财如命、得陇望蜀、词不达意、忘恩负义、出其不意、无家可归、滔天罪行、以讹传讹、望穿秋水。

（2）竖：视如己出、其乐无穷、命词遣意、言归正传、得意忘形、负荆请罪、行云流水。

练习5　词语接龙

第一轮：请每位学员依次说出一样水果，或蔬菜，或动物的名称，不能重复。

第二轮：请各位学员依次说一个单词，单词第一个字是前一名学员所说的单词最后一个字，单词的数量不限。

第三轮：请各位学员依次说一个成语，成语的第一个字是前一名学员所说成语的最后一个字。

练习6　空间能力训练1

数一数，下面的形状是由几个小正方体组成的？

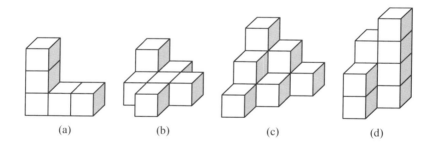

(a)　　　　(b)　　　　(c)　　　　(d)

【答案】

(a)5个；(b)7个；(c)10个；(d)9个。

练习7　空间能力训练2

只移动一根火柴，能得到的最大数字和最小数字是什么？

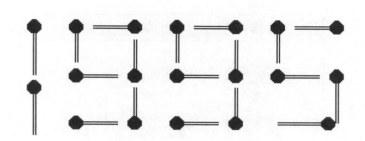

【答案】

最大数字：7955；最小数字：1095。

练习 8　数方格

数一数，下列图形中有几个正方形?

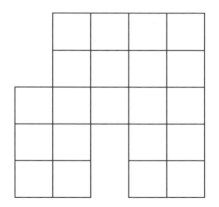

【答案】

31 个。

练习 9　大脑有氧练习——文字变形

在下表每列中，以一个字开始，每次改变一个字的部首，最终得到一个完全不同的字。每次改变字,一定要是一个正确的字。

江	功	佳
…	…	…
…	…	…
…	…	…
珂	附	肝

【参考答案】

江	功	佳
扛	加	付
打	呀	村
玎	邪	杆
珂	附	肝

附录三　图　片

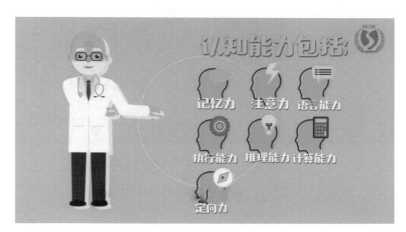

图 1　认知功能

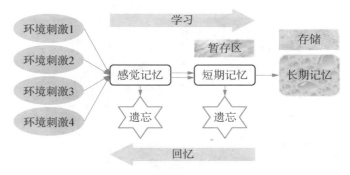

图 2　记忆的过程

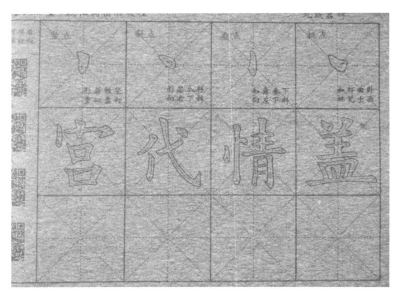

图 3　水洗式速干毛笔字帖

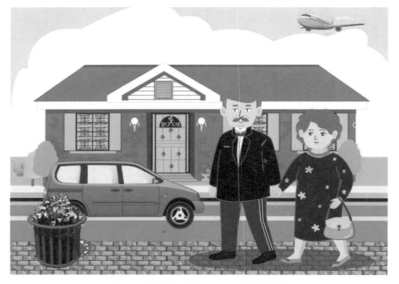

图 4　视觉注意力练习—看图答题

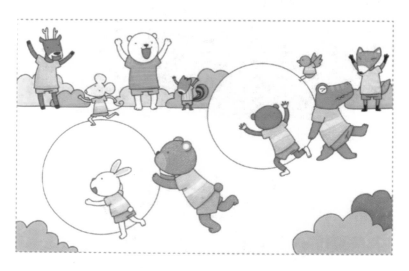

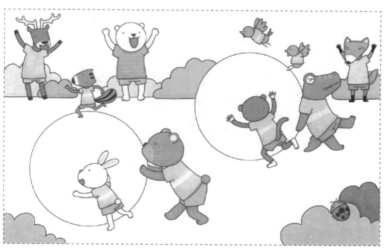

图 5　找不同

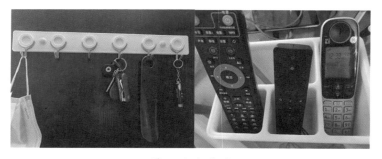

图 6　记忆位置

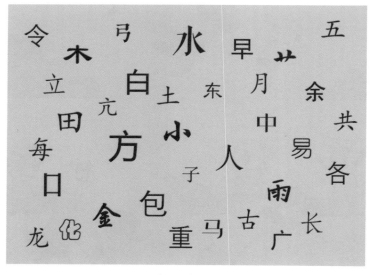

图 7　姓氏图

◆ 2537189378125633997689486284
718219069573089675671453889 2
371926891517835714585159641 6

图 8　数字辨析（划出下图中所有连续的"89"）

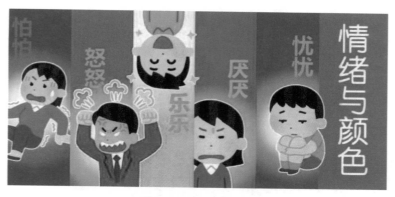

图 9　人脸-人名记忆

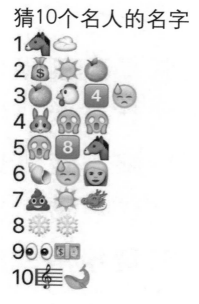

图 10　看图猜人名

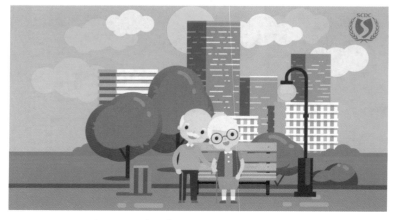

图 11　视觉注意力练习——图片细节记忆

红黄蓝紫绿黑紫绿黑紫黑

黄红黄紫红黄紫红黄黄绿

黑紫蓝蓝绿黄蓝黑紫蓝绿

紫红黑黄红红黄黑蓝黄紫

红黄紫蓝黄绿黑紫红黑紫

图 12　视觉注意力练习——文字色彩干扰

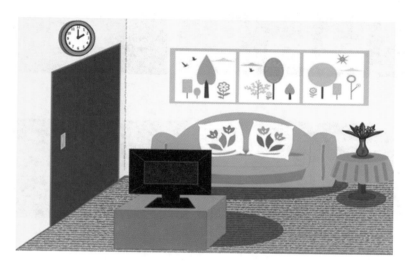

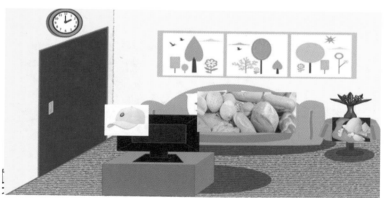

图 13　房间(客厅)记忆法练习

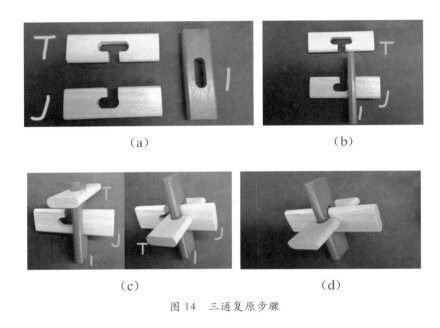

（a）　　　　　　　　　　　　（b）

（c）　　　　　　　　　　　　（d）

图 14　三通复原步骤

附录四　上海市认知障碍服务地图

2020 年"上海市认知障碍服务地图"升级为 2.0 版,2021 年将进一步升级为 3.0 版。目前,此地图标注 188 家机构,分别为综合性医院、精神专科、社区医院、养老机构、日间照料、长者照料、护理院、护理站和社会支持组织九大类。采用地图标识,可以准确定位,一键导航。地图上信息详尽,操作简便,功能实用。

进入地图的方法:①通过上海疾病预防控制中心的官网公共号找"地图";②通过上海同舟共济互联网医院微信公众号,进入"认知障碍服务平台"找到认知地图;③用二维码扫一扫方式进入。

1. **上海疾病预防控制中心的官网公共号**

上海疾控

介绍疫苗接种、艾滋病咨询检测、结核病治疗、健康体检、卫生评价检测信息。…

1275篇原创内容　　129位朋友关注

进入公众号　　　　不再关注

≡ 防病辟谣　　　≡ 专题活动　　　≡ 服务信息

2. 上海同舟共济互联网医院公众号

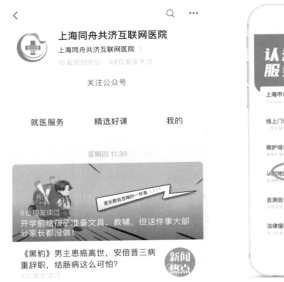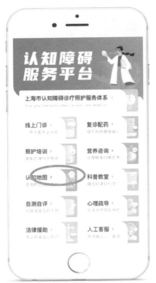

3. 二维码扫一扫

（1）页面显示。

（2）部分展示。

（3）六大功能。①首页：查看附近的认知障碍服务机构；②搜索：搜索认知障碍服务机构；③筛选：筛选不同类型的认知障碍服务机构；④详情：查看认知障碍服务机构的详情；⑤导航：导航到认知障碍服务机构；⑥拨号：联系认知障碍服务机构。

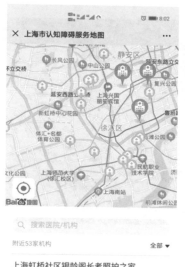

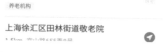

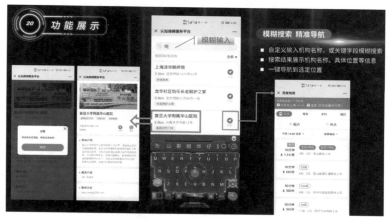

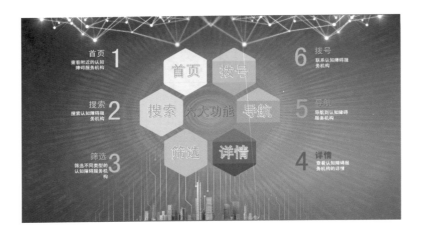

附录五 量 表

量表1 认知障碍自评量表（AD8）

在过去几年中认知能力（记忆和思考）是否出现问题。以下8项内容，判断每项内容是否有改变，每一项有改变记一分，无改变或不知道有无改变记0分，如果分数≥2，即为阳性。

是：1分 否：0分

（1）判断力出现问题（如做决定困难、错误的财务决定、思考障碍）。

（2）兴趣减退、爱好改变、活动减少。_____

（3）不断地重复同一件事（如总是问同一个问题、讲同一个故事、说同一句话）。_____

（4）学习使用一些简单的日常工具或家用电器和器械有困难。

（5）记不清当前的月份或年份。_____

（6）处理复杂的个人经济事务有困难（忘了如何对账等）。

（7）记不住和别人的约定。_____

（8）日常记忆和思考能力出现问题。_____

总分：_____

量表 2　简易智力状态评估量表(mini - Cog)

（1）词语回忆：请受试者听并记住 3 个不相关的词语,然后重复这些词语。

（2）画钟试验：请受试者在一张白纸上画出钟的外形,标好钟点,给受试者一个具体时间让其在时钟上标注出来。

（3）让受试者说出之前记忆的 3 个词语。

量表 3　主观记忆问卷

	差		好		优秀		
你的总体记忆力评分……………………	1	2	3	4	5	6	7
	总是		有时候		从不		
你对记忆下列这些事物有困难吗?							
姓名……………	1	2	3	4	5	6	7
外貌……………	1	2	3	4	5	6	7
预约……………	1	2	3	4	5	6	7
东西放在那里(例如：眼镜…)………	1	2	3	4	5	6	7
做家务时的表现………	1	2	3	4	5	6	7
去某个地方的路线………	1	2	3	4	5	6	7
刚刚才用过的电话号码………	1	2	3	4	5	6	7
经常使用的电话号码………	1	2	3	4	5	6	7
别人告诉我的事情………	1	2	3	4	5	6	7
与其他人保持联系………	1	2	3	4	5	6	7
个人纪念日(例如：生日)………	1	2	3	4	5	6	7
想说的话………	1	2	3	4	5	6	7
购物清单………	1	2	3	4	5	6	7
参加一个活动………	1	2	3	4	5	6	7
你能记住多久之前发生的事情?	差		较好		很好		
上个月………	1	2	3	4	5	6	7
6 个月到 1 年………	1	2	3	4	5	6	7
1 到 5 年………	1	2	3	4	5	6	7
6 年到 10 年………	1	2	3	4	5	6	7

下列事件发生的频率	总是		有时候			从不	
开始做某件事时却忘记自己要做什么	1	2	3	4	5	6	7
在交谈中不知道想说什么………………	1	2	3	4	5	6	7
在公众面前说话会忘记要说什么……	1	2	3	4	5	6	7
记得自己是否已经告诉别人某些事情	1	2	3	4	5	6	7

当你阅读书、报纸或杂志时,多久你会忘记你已经阅读过的内容	总是		有时候			从不	
一旦我读完一本书的第一章内容……	1	2	3	4	5	6	7
在我现在正在阅读的章节之前的 3～4 章………………………………	1	2	3	4	5	6	7
在我现在正在阅读的章节之前的一个章节………………………	1	2	3	4	5	6	7
在我现在正在阅读的段落之前的一段	1	2	3	4	5	6	7
在我现在正在阅读的句子之前的一句	1	2	3	4	5	6	7

主观记忆力总分:＿＿＿＿＿＿

量表 4　蒙特利尔认知功能基础量表（MOCA－B）

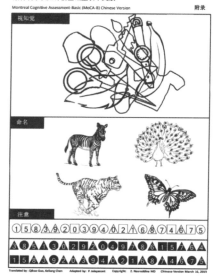

量表 5　健康状况调查问卷 SF‑36

说明：本调查涉及你对自身健康的观点。这些信息将有助于追踪你从事日常活动的能力及自身感觉。请回答所有问题，按指定方法做标记（直接在数字上画圈，如①②③）。如果你对某一问题的回答不确定，请给出你认为最好的答案。（请计时）

1. 总的来说，你认为你的健康状况：　　　　　　　　　　（画圈）

棒极了 ⋯⋯⋯⋯⋯⋯⋯⋯⋯⋯⋯⋯⋯⋯⋯⋯⋯⋯⋯⋯⋯⋯⋯	1
很好 ⋯⋯⋯⋯⋯⋯⋯⋯⋯⋯⋯⋯⋯⋯⋯⋯⋯⋯⋯⋯⋯⋯⋯⋯	2
好 ⋯⋯⋯⋯⋯⋯⋯⋯⋯⋯⋯⋯⋯⋯⋯⋯⋯⋯⋯⋯⋯⋯⋯⋯⋯	3
过得去 ⋯⋯⋯⋯⋯⋯⋯⋯⋯⋯⋯⋯⋯⋯⋯⋯⋯⋯⋯⋯⋯⋯⋯	4
糟糕 ⋯⋯⋯⋯⋯⋯⋯⋯⋯⋯⋯⋯⋯⋯⋯⋯⋯⋯⋯⋯⋯⋯⋯⋯	5

2. 与一年前相比，你如何评价现在的健康状况？　　　（画圈）

比一年好多了 ⋯⋯⋯⋯⋯⋯⋯⋯⋯⋯⋯⋯⋯⋯⋯⋯⋯⋯⋯⋯	1
比一年前好一点 ⋯⋯⋯⋯⋯⋯⋯⋯⋯⋯⋯⋯⋯⋯⋯⋯⋯⋯	2
和一年前差不多 ⋯⋯⋯⋯⋯⋯⋯⋯⋯⋯⋯⋯⋯⋯⋯⋯⋯⋯	3
比一年前差一点 ⋯⋯⋯⋯⋯⋯⋯⋯⋯⋯⋯⋯⋯⋯⋯⋯⋯⋯	4
比一年前差多了 ⋯⋯⋯⋯⋯⋯⋯⋯⋯⋯⋯⋯⋯⋯⋯⋯⋯⋯	5

3. 下列项目是你平常在一天中可能做的事情。你现在的健康限制你从事这些活动吗？如果是的话，程度如何？

（在每一行圈一数字）

活动	是，很有困难	是，稍有困难	不，完全没有困难
a. 高强度活动， 如跑步、举重物、参与剧烈 运动	1	2	3
b. 中等度活动， 如移动桌子，推动吸尘器 （或拖地板）、打保龄球（或 打太极拳）	1	2	3

（续表）

活 动	是,很有困难	是,稍有困难	不,完全没有困难
c. 举或搬运杂物	1	2	3
d. 爬数层楼梯	1	2	3
e. 爬一层楼梯	1	2	3
f. 弯腰、屈膝	i	2	3
g. 步行 1500 米以上	1	2	3
h. 步行几个路口	1	2	3
i. 步行一个路口	1	2	3
j. 自己洗澡或穿衣	1	2	3

4. 在过去 4 周,你是否因为生理健康原因,在工作或从事其他日常活动时有下列问题?

（在每一行圈一数字）

	是	否
a. 减少了工作或从事其他活动的时间	1	2
b. 减少了工作量或活动量	1	2
c. 从事工作或其他活动的种类受限	1	2
d. 从事工作或其他活动有困难(例如,费劲)	1	2

5. 在过去 4 周,你是否因为任何情感问题(如感到抑郁或焦虑),在工作或从事其他日常活动时有下列问题?

（在每一行圈一数字）

	是	否
a. 减少了工作或从事其他活动的时间	1	2
b. 减少了工作量或活动量	1	2
c. 不能像平常那么专心地从事工作或其他活动	1	2

6. 在过去4周, 你的生理健康或情感问题在何种程度上干扰了你与家人、朋友、邻居、或团体的正常社会活动?

（画圈）

完全没有 …………………………………………………………	1
轻度 ………………………………………………………………	2
中度 ………………………………………………………………	3
重度 ………………………………………………………………	4
极度 ………………………………………………………………	5

7. 在过去4周, 你经受了多少躯体疼痛?　　　　　　（画圈）

完全没有 …………………………………………………………	1
很轻微 ……………………………………………………………	2
轻微 ………………………………………………………………	3
中等 ………………………………………………………………	4
严重 ………………………………………………………………	5
很严重 ……………………………………………………………	6

8. 在过去4周, 疼痛在多大程度上干扰了你的正常工作（包括户外工作和家务劳动）?

（画圈）

完全没有 …………………………………………………………	1
一点点 ……………………………………………………………	2
中度 ………………………………………………………………	3
重度 ………………………………………………………………	4
极度 ………………………………………………………………	5

9. 这些问题将问及你在过去4周的感觉和情感体验。对每一问题, 请给出与你想法最接近的一个答案。在过去4周, 有多少时间?

（在每一行圈一数字）

	所有时间	绝大多数时间	很多时间	一些时间	一点时间	没有时间
a. 你觉得干劲十足?	1	2	3	4	5	6
b. 你是一个非常紧张的人?	1	2	3	4	5	6
c. 你感到情绪低落、沮丧,快乐不起来?	1	2	3	4	5	6
d. 你觉得平静、安适?	1	2	3	4	5	6
e. 你觉得精力旺盛?	1	2	3	4	5	6
f. 你感到闷闷不乐、心情忧郁?	1	2	3	4	5	6
g. 你觉得累极了?	1	2	3	4	5	6
h. 你是一个快乐的人?	1	2	3	4	5	6
i. 你觉得疲劳?	1	2	3	4	5	6

10. 在过去的 4 周,有多少时间你的社会活动(如访问朋友,亲戚等)受你的生理健康或情感问题的影响?

(画圈)

所有时间 ··	1
绝大多数时间 ···	2
一些时间 ··	3
一点时间 ··	4
没有时间 ··	5

11. 下列每一种情形与你实际情况符合的程度如何?

(在每一行圈一数字)

	全部符合	大部分符合	不知道	大部分不符合	全部不符合
a. 和其他人相比,我似乎更容易生病	1	2	3	4	5
b. 我和我认识的人一样健康	1	2	3	4	5
c. 我预计我的健康状况将变得更差	1	2	3	4	5
d. 我的身体棒极了	1	2	3	4	5

完成 SF - 36 问卷所需时间_____分钟

量表 6　女性理想体重表

身高（cm）	小体型（kg）	中等体型（kg）	大体型（kg）
145	45～49	48～54	52～58
147	45～50	49～55	53～59
150	46～51	50～56	54～61
152	47～52	51～57	55～62
155	48～54	52～59	57～64
157	49～55	54～60	58～65
160	50～56	55～61	59～67
163	52～58	56～63	61～69
165	53～59	58～64	62～71
168	54～60	59～65	64～73
170	56～62	60～67	65～74
173	57～63	62～68	66～76
175	59～64	63～69	68～77
178	60～66	64～71	69～78
180	61～67	66～72	70～80

体重：_____

量表 7　男性理想体重表

身高(cm)	小体型(kg)	中等体型(kg)	大体型(kg)
155	56~58	57~62	60~66
157	57~59	58~62	61~67
160	58~60	59~63	62~68
163	59~61	60~65	63~70
165	59~62	61~66	64~72
168	60~63	62~67	65~74
170	61~65	64~69	67~76
173	62~66	65~70	68~76
175	63~67	66~72	69~79
178	64~69	68~73	71~81
180	65~70	69~75	72~83
183	67~72	70~77	74~85
185	68~74	72~78	76~87
188	69~76	73~80	78~89
190	71~78	75~82	80~92

体重：＿＿＿＿＿＿

量表 8 住院患者营养风险筛查 NRS‑2002 评估表

营养风险筛查(nutrition risk screening,NRS2002)是欧洲肠外肠内营养学会(ESPEN)推荐使用的住院患者营养风险筛查方法。

一、患者资料

姓名	住院号
性别	病区
年龄	床号
身高(m)	体重(kg)
体重指数(BMI)	蛋白质(g/L)
临床诊断	

二、疾病状态

疾病状态	分数	若"是"请打钩
● 骨盆骨折,或者慢性病患者合并以下疾病:肝硬化、慢性阻塞性肺病、长期血液透析、糖尿病、肿瘤	1	
● 腹部重大手术、中风、重症肺炎、血液系统肿瘤	2	
● 颅脑损伤、骨髓抑制、加护病患(APACHE>10分)	3	
合计:_____		

三、营养状态

营养状况指标(单选)	分数	若"是"请打钩
● 正常营养状态	0	
● 3个月内体重减轻>5%或最近1个星期进食量(与需要量相比)减少20%~50%	1	

（续表）

营养状况指标（单选）	分数	若"是"请打钩
● 2 个月内体重减轻＞5%，或 BMI18.5～20.5，或最近 1 个星期进食量（与需要量相比）减少 50%～75%	2	
● 1 个月内体重减轻＞5%（或 3 个月内减轻＞15%），或 BMI＜18.5（或血清白蛋白＜35 g/L），或最近 1 个星期进食量（与需要量相比）减少 70%～100%	3	

合计：_____

四、年龄

年龄≥70 岁加算 1 分	1

五、营养风险筛查评估结果

营养风险筛查总分	处　　理
□总分≥3.0	患者有营养不良的风险，需营养支持治疗
□总分＜3.0	若患者将接受重大手术，则每周重新评估其营养状况

执行者：　　　　　　　　　　　　　　　时间：

NRS(2002)总评分包括三个部分的总和，即疾病严重程度评分＋营养状态低减评分＋年龄评分（若 70 岁以上加 1 分）。

1. NRS(2002)对于营养状况降低的评分及其定义

（1）0 分：定义为正常营养状态。

（2）轻度（1 分）：定义为 3 个月内体重丢失 5% 或食物摄入为正常需要量的 50%～75%。

（3）中度（2 分）：定义为 2 个月内体重丢失 5%，或前一周食物摄入为正常需要量的 25%～50%。

（4）重度（3分）：定义为1个月内体重丢失5%（3个月内体重下降15%），或BMI＜18.5，或者前一周食物摄入为正常需要量的0%～25%。

（注：轻、中、重3项，符合其中任何任一项，就按其计算分值，这几项都按照高分值）

2. NRS（2002）对于疾病严重程度的评分及其定义

（1）1分：慢性疾病患者因出现并发症而住院治疗。患者虚弱但不需要卧床。蛋白质需要量略有增加，可以通过口服补充剂来弥补。

（2）2分：患者需要卧床，如腹部大手术后，蛋白质需要量相应增加，大多数人仍可以通过肠外或肠内营养支持得到恢复。

（3）3分：患者在加强病房中靠机械通气支持，蛋白质需要量增加而且不能被肠外或肠内营养支持所弥补，但是通过肠外或肠内营养支持可使蛋白质分解和氮丢失明显减少。

3. 评分结果与营养风险的关系

（1）总评分≥3分（或胸腔积液、腹水、水肿且血清蛋白＜35 g/L 者）表明患者有营养不良或有营养风险，应该使用营养支持。

（2）总评分＜3分：每周复查营养评定。以后复查的结果如果≥3分，进入营养支持程序。

（3）如果患者计划进行腹部大手术，就在首次评定时按照新的分值（2分）评分，并最终按新总评分决定是否需要营养支持（≥3分）。

量表 9　简易微型营养评估表(mini nutritional assessment-short form, MNA-SF)

1. 评价内容

(1) 人体测量评定(anthropometric assessment)

指　标	评　分
体质指数(body mass index, BMI)	0 分:BMI<19 kg/m^2 1 分:19 kg/m^2≤BMI<21 kg/m^2 2 分:21 kg/m^2≤BMI<23 kg/m^2 3 分:BMI≥23 kg/m^2
上臂中点围(mid arm circumference in cm, MAC)	0 分:MAC<21 cm 0.5 分:21 cm<MAC<22 cm 1 分:MAC>22 cm
小腿围(calf circumference in cm, CC)	0 分:CC<33 cm 1 分:CC≥33 cm
近 3 个月体重丢失(weight loss during last three months)	0 分:>3 kg 1 分:不详 2 分:1~3 kg 3 分:体重无丢失

(2) 整体评定(global evaluation)

指　标	评　分
患者是否独居?	0 分:否 1 分:是
每日服用超过 3 种药物?	0 分:否 1 分:是
在过去的 3 个月内患者是否遭受心理应激和急性疾病	0 分:否 1 分:是
活动能力	0 分:卧床 1 分:可下床但不能外出活动 2 分:可外出活动

（续表）

指　标	评　分
是否有精神/心理问题	0分：重度痴呆 1分：轻度痴呆 2分：无精神/心理问题
是否有压痛或皮肤溃疡？	0分：否 1分：是

（3）膳食评定（dietetic evaluation）

指　标	评　分
每日食用几餐正餐	0分：1餐 1分：2餐 2分：3餐
消费情况：每日至少1次消费（是/否）；每周食用2次或更多豆类或蛋类（是/否）；每日食用肉类、鱼类或禽类（是/否）	0分：1个是 0.5分：2个是 1分：3个是
每日食用2次或更多水果/蔬菜	0分：否 1分：是
过去的3个月内是否因为食欲减退、消化问题、咀嚼或吞咽等导致摄食减少	0分：食欲严重降低 1分：食欲中度下降 2分：没有变化
每日消费几杯饮料	0分：<3杯 0.5分：3～5杯 1分：>5杯
摄食方式	0分：完全需要他人帮助 1分：可自行进食但稍有困难 2分：可自行进食无任何困难

（4）主观评定（subjective assessment）

指　标	评　分
是否认为自己有任何营养问题	0分：重度营养不良 1分：中度营养不良或不清楚 2分：无任何营养问题
与同龄人比较，认为自己的健康状况如何	0分：不好 0.5分：不清楚 1分：一样好 2分：更好

2. MNA评分分级标准（将上述列各项评分标准计分并相加）

MNA评分	营养状况
MNA≥24分：	良好
17分≤MNA≤23.5分	存在营养不良的危险
MNA<14分	有确定的营养不良

参考文献

［1］ 艾达,倪国斌,王苗,等.基于 Kinect 的三维重建技术综述[J].传感器与微系统,2017,36(8):1-6.

［2］ 陈定方.五彩缤纷的虚拟现实世界[M].北京:中国水利水电出版社,2015.

［3］ 陈晓春,张杰文,贾建平,等.2018 中国痴呆与认知障碍诊治指南(一):痴呆及其分类诊断标准[J].中华医学杂志,2018(13):965-970.

［4］ 范俊君,田丰,杜一,等.智能时代人机交互的一些思考[J].中国科学:信息科学,2018,48(4):361-375.

［5］ 国家统计局.统计局发布 2010 年年度国内生产总值初步核实公告[EB/OL].[2020-12-31].http://www.gov.cn/gzdt/2011-09/07/content_1942681.htm.

［6］ 国家卫生健康委办公厅.国家卫生健康委办公厅关于探索开展抑郁症、老年痴呆防治特色服务工作的通知[EB/OL].[2020-12-31].http://www.gov.cn/xinwen/2016-10/25/content_5124174.htm.

［7］ 国务院.中共中央国务院印发《"健康中国 2030"规划纲要》[EB/OL].[2016-12-31].http://www.gov.cn/zhengce/2016-10/25/content_5124174.htm.

［8］ 卡尔.克诺夫.阻力带训练指南[M].李汶璟,译.北京:人民邮电出版社,2018.

［9］ 李鹤.基于人机交互模式的救援人员心理救助系统设计与实现[D].沈阳:东北大学,2014.

［10］ 人民网-科普中国.久坐莫忽视的颈部拉伸运动六个简单动作告别颈椎病[OL].2017.http://health.people.com.cn/n1/2017/0606/c404177-29321481.html.

［11］ 斯莫尔·盖瑞,吉吉·伏尔根.两周重塑年轻大脑[M].黄延焱,江敏俊,译.上海:上海三联书店,2018.

［12］孙建琴,张美芳.社区老年营养与慢性病管理［M］.上海：上海科学技术出版社,2018.

［13］袁保宗,阮秋琦,王延江,等.新一代(第四代)人机交互的概念框架特征及关键技术［J］.电子学报,2003,31(12A)：1945－1954.

［14］张立秀.对《蒙特利尔认知评估量表(中文版)》的应用研究［D］.广州：南方医科大学,2008.

［15］中国痴呆与认知障碍诊治指南写作组,杜怡峰,吕佩源,等.2018中国痴呆与认知障碍诊治指南(五)：轻度认知障碍的诊断与治疗［J］.中华医学杂志,2018,98(17)：1294－1301.

［16］中国营养学会.中国老年人膳食指南［M］.北京：人民卫生出版社,2018.

［17］中华医学会.临床诊疗指南：肠外肠内营养学分册(2008版)［M］.北京：人民卫生出版社,2009.

［18］Alzheimer's DiseaseInternational. From Plan to ImpactⅢ［R］. 2020.

［19］Alzheimer's Disease Internationa. World Alzheimer Report 2015［R］. 2015.

［20］Cooper C，Sommerlad A，Lyketsos C G，et al. Modifiable predictors of dementia in mild cognitive impairment：a systematic review and meta-analysis［J］. Am J Psychiatry，2015,172(4)：323－334.

［21］Depp C，Vahia I V，Jeste D. Successful aging：focus on cognitive and emotional health［J］. Annu Rev Clin Psychol，2010,6：527－550.

［22］Dunkin J J，Anderson-Hanley C. Dementia caregiver burden：a review of the literature and guidelines for assessment and intervention［J］. Neurology，1998,51(1 Suppl 1)：65－67.

［23］Eshkoor S A，Mun C Y，Ng C K，et al. Mild cognitive impairment and its management in older people［J］. Clin Interv Aging，2015,10：687－693.

［24］Feigin V，Murray C J，Brayne C，et al. Global，regional，and national burden of Alzheimer's disease and other dementias，1990－2016［J］. Lancet Neurol，2019,18(1)：88－106.

［25］Fountain-Zaragoza S，Prakash R S. Mindfulness training for healthy aging：impact on attention，well-being，and inflammation［J］. Front Aging Neurosci，2017,9：1－15.

［26］ Fountain-Zaragoza S，SPrakash R. Mindfulness training for healthy aging: impact on attention, well-being, and inflammation [J]. Front Aging Neurosci, 2017,9: 1 - 15.

[27] Frankish H, Horton R. Prevention and management of dementia: a priority for public health. Lancet [J]. 2017, 390 (10113): 2614 - 2615.

[28] Gill Livingston, Jonathan Huntley, Andrew Sommerlad, et al. Dementia prevention, intervention, and care: 2020 report of Lancet Commission [J]. Lancet, 2020,396(10248): 413 - 446.

[29] Hoffmann K, Sobol N A, Frederiksen K S, et al. Moderate to high intensity physical exercise in patients with Alzheimer's disease [J]. J Alzheimers Dis, 2016,50(2): 443 - 453.

[30] Hoffmann K, Sobol N A, Frederiksen K S, et al. Moderate to high intensity physical exercise in patients with Alzheimer's disease [J]. J Alzheimers Dis, 2016,50(2): 443 - 453.

[31] Hosking D E, Eramudugolla R, Cherbuin N, et al. MIND not Mediterranean diet related to 12-year incidence of cognitive impairment in an Australian longitudinal cohort study [J]. Alzheimers Dement, 2019,15(4): 581 - 589.

[32] Jia J, Zuo X, Jia X F, et al. Diagnosis and treatment of dementia in neurology outpatient departments of general hospitals in China [J]. Alzheimers Dement 2016,12: 446 - 453.

[33] Jia L F, Du Y F, Chu L, et al. Prevalence, risk factors, and management of dementia and mild cognitive impairment in adults aged 60 years or older in China: a cross-sectional study [J]. Lancet Public Health, 2020,5(12): e661 - e671.

[34] Jia L F, Quan M, Fu Y, et al. Dementia in China: epidemiology, clinical management, and research advances [J]. Lancet Neurol, 2020,19(1): 81 - 92.

[35] Kemppainen N, Johansson J, Teuho J, et al. Brain amyloid load and its associations with cognition and vascular risk factors in FINGER Study [J]. Neurology 2018;90(3): e206 - e213.

[36] Kivipelto M, Mangialasche F, Ngandu T. Lifestyle interventions to prevent cognitive impairment, dementia and Alzheimer disease [J]. Nat Rev Neurol, 2018,14(11): 653 - 666.

[37] Koblinsky N D, Meusel LA C, Greenwood CE, et al. Household physical activity is positively associated with grey matter volumn in older adults [J]. BMC Geriatr, 2021,21(1): 104.

[38] Kondrup J, Allison SP, Elia M, et al. ESPEN guidelines for nutrition screening 2002 [J]. Clin Nutr, 2003,22(4): 415 - 421.

[39] Kukushkin N V, Carew T J. Memory Takes Time [J]. Neuro, 2017, 95(2): 259 - 279.

[40] Lehtisalo J, Levälahti E, Lindström J, et al. Dietary changes and cognition over 2 years within a multi-domain intervention trial—the Finnish Geriatric Intervention Study to Prevent Cognitive Impairment and Disability (FINGER) [J]. Alzheimers Dement, 2019, 15 (3): 410 - 417.

[41] Martikainen I K, Kemppainen N, Johansson J, et al. Brain β-Amyloid and Atrophy in Individuals at Increased Risk of Cognitive Decline [J]. AJNR Am J Neuroradiol, 2019,40(1): 80 - 85.

[42] McFadyen J, Nolan C, Pinocy E, et al. Doorways do not always cause forgetting: a multimodal investigation [J]. BMC Psychol, 2021,9: 41.

[43] Merrill D A, Small G W. Prevention in psychiatry: effects of healthy lifestyle on cognition [J]. Psychiatr Clin North Am, 2011, 34 (1): 249 - 261.

[44] Morris M C, Tangney C C, Wang Y, et al. Diet for the mind: The latest science on what to eat to prevent Alzheimer's and cognitive decline [J]. Alzheimers Dementia, 2015,11(9): 1007 - 1014.

[45] Nichols E, Szoeke C E, Vollset S E, et al. Global, regional, and national burden of Alzheimer's disease and other dementias, 1990 - 2016 [J]. Lancet Neurol, 2019,18(1): 88 - 106.

[46] Nouchi R, Taki Y, Takeuchi H, et al. Brain training game improves executive functions and processing speed in the elderly: arandomized controlled trial [J]. PLoS ONE, 2012,7(1): e29676.

[47] Olesen P J, Westerberg H, Klingberg T. Increased prefrontal and parietal activity after training of working memory [J]. Nat Neurosci, 2004,7 (1): 75 - 79.

[48] Pentikinen H, Ngandu T, Liu Y, et al. Cardiorespiratory fitness and brain volumes in men and women in the FINGER study [J]. Age

Aging, 2017,46(2): 310 – 313.

[49] Petersen R C. Clinical practice. Mild cognitive impairment [J]. N Engl J Med, 2011,364(23): 2227 – 2234.

[50] Rebok G W, Ball K, Guey LT, et al. Ten-year effects of the advanced cognitive training for independent and vital elderly cognitive training trial on cognition and everyday functioning in older adults [J]. J Am Geriatri Soc, 2014,62(1): 16 – 24.

[51] Reisberg B, Ferris S H, Crook T, et al. The Global Deterioration Scale for assessment of primary degenerative dementia [J]. Am J Psychiatry, 1982,139(9): 1136 – 1139.

[52] Reisberg B. The Global Deterioration Scale for assessment of primary degenerative dementia [J]. Am J Psychiatry, 1982,139(9): 1136 – 1139.

[53] Renfro C. Diet for the mind: The latest science on what to eat to prevent Alzheimer's and cognitive decline [J]. Alzheimers Dementia, 2015,11(9): 1007 – 1014.

[54] Sindi S, Ngandu T, Hovatta I, et al. Baseline telomere length and effects of a multidomain lifestyle intervention on cognition: The FINGER randomized controlled trial [J]. J Alzheimers Dis, 2017,59: 1459 – 1470.

[55] Strandberg T E, Levälahti E, Ngandu T, et al. Health-related quality of life in a multidomain intervention trial to prevent cognitive decline (FINGER) [J]. Eur Ger Med, 2017,8: 164 – 167.

[56] Wells R E, Yeh G Y, EKerr C, et al. Meditation's impact on default mode network and hippocampus in mild cognitive impairment: A pilot study [J]. Neurosci Lett, 2013,556: 15 – 19.

[57] Wells R E, Yeh G Y, Kerr C E, et al. Meditation's impact on default mode network and hippocampus in mild cognitive impairment: A pilot study [J]. Neurosci Lett, 2013,556: 15 – 19.

[58] World Health Organization. Global action plan on the public health response to dementia 2017 – 2025. [OL]; ISBN: 978 – 92 – 4 – 151348 – 7 Number of pages: 52, 2017. Languages: English. https://www. who. int/mental_health/neurology/dementia/action_plan_2017_2025/en/.

[59] Wortmann M. Dementia: a global health priority-highlights from an

ADI and World Health Organization report [J]. Alzheimers Res Ther, 2012,4(5): 1 - 3.

[60] Xu J F, Wang J, Wimo A, et al. The economic burden of dementia in China, 1990 - 2030: implications for health policy [J]. Bull World Health Organ, 2017,95(1): 18 - 26.

[61] Xu J, Wang J, Wimo A, et al. The economic burden of dementia in China, 1990 - 2030: implications for health policy [J]. Bull World Health Organ, 2017,95(1): 18 - 26.

致　谢

　　认知干预训练项目,于 2017 年底在上海启动,从静安区的一个街道小范围试点开始,逐步延伸到长宁区两个街道、老年大学、大学校友会、养老机构,再到闵行区多个社区的规范性开展课程并进行临床研究,到现在出版成书,走过了说长不长说短不短的历程。过程虽然很艰辛,但也很开心很幸运地获得了诸多长辈、前辈、领导、同事及朋友的支持、帮助和鼓励。

　　五年前,因正念减压项目的机缘通过现在在斯坦福大学任教的童慧琦副教授认识了陈仲华先生。在洛杉矶的时候,陈先生问起我考虑将来要做什么,其实那个阶段我自己也很茫然,因为作为行医近三十年的老年医学科临床医生发现,很多中青年甚至老年人对自己的老年生活一无所知,对老年期将要面临的很多实际问题并没有清晰的了解,对自己躯体疾病的关注度远远大于对自己大脑健康的关心程度。认知障碍在绝大多数的老年人甚至很多中青年的脑海里都是一个非常遥远的、与己无关的疾病,概念模糊。对公众来说,当疾病到来时,绝大多数的人想到的是找到寻灵丹妙药,或者手术治愈疾病,而对疾病的预防和健康的行为干预则报以嗤之以鼻,或者持漠不关心的态度。观念的转变是需要时间,也需要社会的科学知识普及。

　　2017 年上半年,在陈先生的支持下,复旦大学附属华山医院的几位医生,黄延焱(老年医学科)、丁玎(神经疾病研究所)、赵倩华(神经内科)、卢晓喆(老年医学科)和江敏俊(上海市精神卫生中心老年医学科)组成了认知干预训练项目小组,开发了认知干预(社区)训练课程,在课件的准备过程中,华山医院神经内科几位研究生及助手(梁小妞、吴婉清、王飞、丁赛能)等给予了很多技术上的支持,包括课件中工具的研发和编制。由于各种原因,2017年底项目暂停实施。

2018年初,赵莉女士在参加了《两周重塑年轻大脑》一书的读书活动后,与项目组成员联系,在上海长宁区两个街道开展了认知干预(社区)训练项目课件的试运行,项目组成员结合本地居民的受教育程度和兴趣爱好,对课件的主要内容做了因地制宜的调整。2018年中旬,在王逸民女士的牵线搭桥下,本项目参加了上海银杏基金会的项目遴选,有幸得到基金会项目评审组专家的肯定,作为上海银杏基金会在上海高校校友会的一个科普公益推广项目。2018年下半年在单位(复旦大学附属华山医院)的支持和协助下,我们将课程内容及节奏做了调整,加入很多与时俱进的信息和近期研究结果,将其设置为适合上海老年大学的课程体系,课程上线后受到老年学员的欢迎,并在2019年底被评为老年大学精品课程之一。2019年起,上海陈天桥脑健康研究所为本项目在上海社区的进一步推广给予了很大的帮助和支持。2020年国家老年疾病临床研究中心(华山)支持华山医院认知干预(社区)训练项目组与上海疾病预防控制中心及复旦大学公共卫生学院研究项目组合作,在闵行区精神卫生中心及社区卫生中心领导的支持和帮助下,在闵行区数个街道开展了认知干预(社区)训练项目课程,进行了师资培训,并在参课的居民中开展了临床研究,取得非常良好的干预效果及社会影响力。这也成为了编撰这本教材和工具手册的基础。

在本教材出版之际,在此感谢诸多在本项目成长过程中给予我们帮助和支持的人员,他们是(排名不分前后):陈虹霖教授(复旦大学社会学院)、陈向军教授(复旦大学附属华山医院)、陈仲华先生、陈尚秀女士(上海市老干部大学)、崔龙江先生、段晓楣女士、冯荔女士、冯钰惠主治医师(上海市宝山区大场镇社区卫生中心)、贺凤凤主任医师(复旦大学附属华山医院)、顾洁医师(复旦大学附属华山医院)、黄冰竹女士(上海银杏基金会)、黄韬先生(上海三联出版社)、姜若华女士(上海三联书店)、江敏俊医师(上海市精神卫生中心)、刘夺福先生(上海陈天桥脑健康研究所)、李霞主任医师(上海市精神卫生中心)、刘威先生(国家老年疾病临床医学研究中心(华山))、刘燕女士(复旦大学附属华山医院)、陆剑中孙赛珍夫妇、吕晨女士(原上海三联书店)、毛颖教授(复旦大学附属华山医院)、浦俊先生、盛颖女士、沈贞主任医师、苏家春医师(复旦大学附属华山医院)、童慧琦女士、唐吉云女士(复旦大学附属华山医院)、唐莉萍女士(复旦大学附属华山医院)、王眹丽护士长(复旦大学附属华山医院)、王丰医师、王晋伦女士(复旦大学附属华山医院)、王逸民女士、王育竹院士、吴惠女士(上海三联书店)、杨海燕女士、袁渭康院士、杨爱萍女士(上海健康医学院)、杨扬先生(上海陈天桥脑健康研究所)、于德华主任医师(上海市杨浦区中心医院)、袁美英女士(复旦大学附属华山医院)、张静女士(上海银杏基金会)、赵莉女士等。若名字有疏漏,也请多包涵。同时,感谢上海交通大学出版社给予本教材及工具手册出版的支持。希望本教材的出版,能让更多的人从中获益。